건강한 삶을 위한 조건

고혈압을 알자

도바 노부타카 지음 · 이인경 옮김

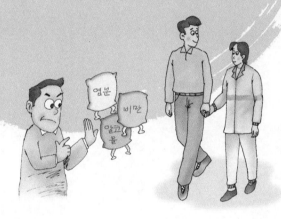

전원문화사

21세기, 고령화 사회를 맞이하여 노화와 건강문제를 어떻게 할 것인가가 많은 이들의 관심사가 되고 있다.

고혈압의 빈도는 나이를 먹어감에 따라 높아진다고 알려져 있다. 그 이유는 여러 가지가 있겠지만, 혈압이 높아지면 심장, 신장, 뇌 그리고 동맥 전체로 장애가 진행되어 각 장기의 기능이 악화되기 때문에 수명이 단축되는 일로 이어지게 된다. 따라서 혈압이 높아지는 것을 막을 수만 있다면 수명연장까지는 바라지 않더라도 질병으로 고통받는 시간은 줄어들 것이다. 그렇게 되면 신체적으로는 건강하고, 사회적으로는 활발한 삶을 누릴 수 있을 것이다.

혈압은 18세기 초에 영국의 스테판 헤일스가 말의 동맥내압을 측정한 것에서 비롯되었다. 사람의 간접적인 혈압측정법은 19세기 후반부터 연구되었으며 혈압이 질병과 관련하여 진단이나 치료에 응용된 것은 20세기부터이다.

내가 처음 의사가 된 1960년대는 오늘날에도 통용되는 강압제가 개발되어 임상적으로 사용되기 시작할 무렵이었다. 하지만 치료는 매우 어려웠다. 특히 악성고혈압은 악성종양(암)보다 전망이 어두워 진단을 받은 후 사망에 이르는 데 3개월 정도밖에 걸리지 않았다. 또 현재 스테이지1에 해당되는 모든 경증 고혈압의 치료에 있어서도 여간해서는 혈압을 내릴 수 없었고, 부작용 때문에 환자들이 고민하던 시대였다. 그러나 20세기 말, 약물치료법으로 강압의 목적은 충분히 달성되었고 그 유용성, 안전성, 경제성이 점차적으로 부각되었다. 현재 명확한 증거를 토대로 많은 연구들이 활발히 진행중이며, 고혈압의 진단과 치료에 관한 지침도 국제적으로 갖추어져 점차 합의점을 찾아가고 있다.

이 책에서는 고혈압을 과학적으로 생각해 볼 수 있는 길을 제시하고, 앞으로의 의료에 무엇이 필요한지, 우리는 어떤 선택을 할 수 있는지, 어떻게 하면 의료의 질을 높일 수 있는지 그리고 어떻게 하면 좀더 멋지게 노년기를 맞이할 수 있는지의 관점에서 함께 생각해 보고자 한다.

이 책은 제1부 고혈압의 진료와 제2부 고혈압의 이해로 구성되어 있다. 제1부 고혈압의 진료에서는 올바른 고혈압 진료의 이해를 돕고 의료의 질적인 향상을 도모할 수 있는 방법에 대해 함께 생각해 보고자 했다. 그리고 제2부 고혈압의 이해에서는 혈압측정법, 혈압의 올바른 이해, 그리고 혈압이 높아지는 이유 등을 상세하게 설명했다. 일반 독자들에게는 조금 어려운 부분도 있겠지만, 계속 읽다 보면 고혈압의 본질을 이해하는 데 도움이 될 것이다.

차 례 CONTENTS

머리말 ·· 3

| 프롤로그 |
루스벨트 대통령의 사망에서 배울 점 ····························· 9

제1부   고혈압의 진료

| 제1장 | 지금, 왜 고혈압인가 ··· 24

무엇이 문제인가 ··· 24
건강이란 무엇인가 ··· 28
생활습관병이란 무엇인가 ··· 30
생활습관이란 무엇인가 ·· 33
생활습관은 어떻게 측정하는가 ······································ 35
생활습관검사로 무엇을 알 수 있는가 ······························ 39
목표는 무엇인가 ··· 50

| 제2장 | 새로운 시대의 케어 ··· 52

질 높은 의료를 위해 ·· 52
어떤 연구가 있는가 ··· 56

외래의료에서의 커뮤니케이션 ·································· 62

| 제3장 | 본태성 고혈압의 실상 ···································· 73

혈압이 높다는 것은 어떻게 판단하는가 ······················· 73
혈압이 높아지는 원인은 무엇인가 ···························· 78
중증도는 어떻게 평가하는가 ······························· 79
진단은 어떻게 진행되는가 ································· 82

| 제4장 | 속발성 고혈압 ······································· 99

어떤 종류가 있을까 ···································· 99
속발성 고혈압의 특징 ·································· 102
 ▪ 부신성 고혈압 ···································· 102
 ▪ 신성 고혈압 ····································· 105
 ▪ 대동맥 축착증 ··································· 106

| 제5장 | 고혈압 치료는 과학의 승리 ························· 107

초기 치료계획을 어떻게 세울 것인가 ······················· 108
생활습관 개선 ······································ 112
약물요법의 기본적인 사고방식 ···························· 122
약물요법의 실제 ···································· 136
 ▪ 약물요법의 역사 ································· 136
 ▪ 각 강압제의 특성 ································ 138
 ▪ 어떻게 약을 선택할 것인가 ························· 151

■ 특수한 조건하에서의 고혈압 ·· 158

| 제6장 | 고령자와 고혈압 ·· 165

치료의 목표는 무엇인가 ·· 165
석세스플 에이징을 향해서 ·· 166
치료효과는 기대할 수 있는가 ·· 170
치료의 대상과 강압 목표 ·· 171
어떤 약을 선택할까 ·· 172

제2부 고혈압의 이해

| 제7장 | 혈압 재기 ·· 178

최초의 혈압측정 ·· 178
간접측정법의 시작 – 촉진법 ·· 180
청진법 ·· 183
■ 코로트코프 법(K법) ·· 183
■ 측정상의 문제 ·· 186
자동혈압측정법 ·· 198
동적 혈압측정법 ·· 200
가정에서의 자기혈압측정 ·· 203

| 제8장 | 혈압이란 무엇인가 ·· 204

폐쇄순환계의 발견 ·· 204

혈액의 순환 ··· 206
순환계의 구조와 기능 ·· 207
혈압을 표시하는 방법 ·· 221
행동과 순환계의 조절 ·· 229

| 제9장 | 혈압은 왜 높아질까 ······································· 236

고혈압의 시작 ·· 236
본태성 고혈압 ·· 240
페이지의 모자이크설 ·· 241
병태 생리학적으로 본 발증 ······································ 242
유전적 요인 ··· 247

| 에필로그 |
히포크라테스 의학으로의 회귀 ··································· 249

후기 ··· 253

찾아보기 ·· 256

| 프롤로그 | 루스벨트 대통령의 사망에서 배울 점

　프랭클린 D. 루스벨트(1882~1945)는 2차대전시 미국의 대통령이다. 우리나라에서도 65세 이상인 세대에게는 매우 친숙한 인물이지만 정치가로서의 업적이나 건강문제 그리고 그를 죽음에 이르게한 고혈압과 관련된 문제에 대해서는 잘 알려져 있지 않다.

　루스벨트가 미국의 대통령으로서 가장 높이 평가되고 있는 부분은 건강정책에 관한 것이다. 루스벨트는 미국인들의 질병에 대한태도를 크게 바꾸었다고 한다. 그것은 그가 소아마비로 인한 하반신 마비로 건강정책에 매우 적극적이었기 때문이라고 추측하기도한다. 1931년, 뉴욕 주지사 시절의 한 건강특별법안 연설에서 그는다음과 같이 말했다.

　"모든 정책의 최후의 성공여부는 시민들의 행복한 정도로 측정되어야 한다. 주(州)에서 시민의 건강 이상으로 중요한 것은 존재할수 없다. 주의 모든 관심사는 시민들의 건강에 집중되어야 한다."

　자신이 장애가 있었던 위정자였으므로 건강문제에 관심을 가졌을 수도 있지만, 1933년 대통령에 당선되었을 때부터 1945년 서거할 때까지 그의 건강관리에는 여러 가지 문제가 있었다.

루스벨트는 중증 고혈압이었다

　루스벨트의 사인에 관해서는 여러 가지 억측이 있어 왔다. 위암이라든지 흑색종이라는 잘못된 소문이 많았다. 그러다가 루스벨트의 임종 전 1년(1944.3.17~1945.4.14) 남짓 건강문제에 관여했던 의사 브룬(Howard G. Bruenn)이 1970년 의학잡지인 *Annals of Internal Medicine*에 의학사(史)적인 논문으로 루스벨트의 병상을 보고함으로써 최초로 그 진상이 밝혀졌다. 이에 대한 역사적인 사실은 시대를 불문하고 건강의 유지와 관리 면에서 매우 중요한 점을 시사하고 있다.

브룬을 주치의라고 하지 않는 것은 주치의가 따로 있었기 때문이다. 루스벨트는 대통령에 당선되었을 당시 만성 축농증과 만성 기관지염을 앓고 있었고 종종 감기도 있었다는 점에서, 이비인후과가 전문이며 해군사관이기도 했던 맥인타이어(Ross McIntire)가 주치의로 선정되었다. 그러나 맥인타이어는 주치의로서 자질이 의심스러운 면이 있었다. 주치의를 누구로 할 것인가는 중대한 문제로서, 특히 대통령처럼 중요한 인물의 주치의는 역사의 흐름을 바꿀 수도 있다. 이렇게 보면, 루스벨트 전 대통령이었던 윌슨(Woodrow T. Wilson)의 병상에 관해서도 여러 가지로 풍문이 돌지만, 특히 루스벨트의 경우에는 2차대전 이후 냉전시대를 초래한 것에 대해 주치의의 책임을 묻지 않을 수 없다.

맥인타이어를 루스벨트의 주치의로 추천한 것은 윌슨의 주치의였던 그레이슨(Cary T. Grayson) 해군소장이었다고 한다. 의사로서의 맥인타이어의 평가는 좋지 않았다. 그의 책상 위에는 펼쳐지지 않은 의학 잡지가 산더미처럼 쌓여있었다고 한다. 이는 차치하고 맥인타이어는 해군사관으로서 대통령의 건강문제를 다른 사람에게 말하지 않았던 것인지 또는 루스벨트의 묵인하에 침묵을 지켰던 것인지는 모르지만, 그의 일관된 주장은 1944년 유세중에 대통령이 초췌해 보인 것은 만성기관지염이 악화되었기 때문이며 고

혈압이나 심부전은 없을 뿐 아니라 건강상 별다른 문제가 없다고
했다. 대통령이라는 중책 때문에 피로에 지칠 대로 지친 상태라고
해명했던 것이다. 그러나 브룬의 논문은 맥인타이어의 건강관리가
잘못되었다는 점을 강하게 주장한다.

　브룬은 우수한 심장병 전문의로 당시 국립해군의료센터에서 심
장병의 고문격인 의사였고, 이 병원의 심전도 부문에 종사하고 있
었다. 이런 인물이 루스벨트의 진료에 관계된 것은 불행 중 다행
이었다. 브룬이 맥인타이어의 요청으로 최초로 루스벨트를 진찰한
것은 1944년 3월 27일이었는데, 그때 이미 루스벨트는 중증 고혈
압 때문에 심부전을 일으키고 있었다. 맥인타이어가 말하는 만성
기관지염의 악화가 아니었던 것이다. 이와 관련하여, 브룬에 의하
면 루스벨트의 임상경과나 검사결과가 기록된 진료기록(Karte)은
메릴랜드 주 베세스더의 해군병원에 보관되어 있었는데 루스벨트
의 사후에 그 소재가 불분명해 졌다.

　브룬은 그때까지 루스벨트 진료기록에서 얻은 1935년 이후의
혈압치와 심전도 소견 등을 비교하고, 이것과 진찰소견들을 종합
하여 초진시 ①고혈압, ②고혈압성 심질환, ③심부전, ④급성기관
지염이라고 진단했다. 초진시 혈압은 186/105mmHg였다. 진찰소
견은 심장의 확대와 심첨부의 심잡음(아마도 승모 판막의 역류에 의
한 것이라 추측됨), 그리고 폐에는 울혈이 있었다. 더욱이 심전도는
뚜렷한 좌심실비대였고, 흉부 엑스선에서는 현저한 심 심확대와
흉부대동맥의 동맥경화성 변화(동맥류가 아님)를 보이고 있었다. 검
사소견은 그 당시의 것이라 기초대사율+15%, 순환시간 22.5초, 요
비중 1.014, 요당 (-), 요단백 (+), 요침사에 다수의 히아린 원주(圓

柱) 정도에 불과했다. 이것만 보더라도 정확한 평가를 내리기란 매우 힘들었을 것이다.

당시의 검사내용은 오늘날 우리의 입장에서 보면 유용한 정보는 거의 없다. 이를 바탕으로 위와 같은 결론을 내렸다는 것은 브룬이 문진이나 신체소견을 얼마나 적절하게 실시했고, 얼마나 임상경험이 풍부했었는가 하는 점을 의심해 볼 수밖에 없다.

이것은 주치의였던 맥인타이어에게 곧 전해졌다. 그러나 그 시점에서 그에게는 전혀 예기치 못했던 결과였다. 브룬은 맥인타이어에게 조속한 대응책을 마련하라고 요구하면서 다음과 같은 치료계획을 제안했다. ①1~2주간 간호사의 도움을 받으며 안정을 취할 것, ②지기탈리스 요법(지기탈리스 잎의 분말) 시작(5일간 0.4g/일, 이후에는 0.1g/일), ③식사는 가볍게 소화가 잘되는 것으로 하고 식염을 삼간다. 식탁에 놓아두는 소금에 염화칼륨을 섞는다. ④진해제로 코데인 0.5그레인, ⑤안정과 수면을 취하기 위해 진정제를 투여한다. ⑥천천히 감량을 시도한다. 이 내용으로 보아 당시 의료수준을 쉽게 짐작할 수 있을 것이다. 이것만으로 병상의 개선은 기대할 수 없었다.

그러나 이 제안마저도 대통령에게 적용하기는 너무 빠르고 생활상의 제약이 많다는 이유로 주치의사단에 의해 거절당했으며, 단순한 안정과 진해 시럽을 복용하는 데 그쳤다. 그 후 28일과 29일, 브룬은 백악관에서 루스벨트를 진찰했다. 루스벨트의 상태는 여전했다. 그는 ①안정의 강화, ②금연, ③강심과 이뇨를 위해 아미노필린 복약, ④집무상의 긴장이나 자극의 완화, ⑤진정제로 페노발비탈 복용, ⑥식후 1시간 안정을 취함, ⑦가벼운 마사지, ⑧저녁식사는 백악관 내에서 할 것, ⑨최저 10시간 수면을 취함, ⑩수영금지, ⑪식사는 2,600kcal, 지방은 적게, ⑫변비에 걸리지 않게 필요하면 하제를 사용한다는 지시를 내렸으나, 여전히 지기탈리스나 수은 이뇨제의 사용은 주치의사단 회의에서 거부되었다.

그러나 31일이 되어도 심부전 징후가 분명하게 나타났으므로, 심장병 전문의는 브룬 한 사람뿐임이 인정되어 간신히 지기탈리스의 사용이 인가되었다. 그 후 경과는 점차 호전되었다.

이런 의학적인 정보는 대외비여서, 아내를 포함한 가족에게조차도 알려지지 않았기 때문에 나중에 간호할 때 문제가 되었다. 또한, 진단이나 치료에 관해 루스벨트에게조차 이야기하지 않았다는 것은 대통령이 자신의 건강에 대해 일체 알려고 하지 않았기 때문일 것이다. 하지만 후에 브룬이 지적하고 있듯이 대통령 자신은 자기 몸에 무슨 일이 일어나고 있는지 어느 정도는 짐작했던 것으로 보인다.

오늘날에도, 특히 악성종양 같은 경우에 비슷한 태도를 취하는 환자들이 많다는 점에서 루스벨트도 같은 행동을 취했다고 볼 수 있다. 그러나 얼마나 중요한 일인지를 생각했다면 올바른 정보를 바탕으로 자신을 위해서도 또 국가를 위해서도 본인의 거취를 분명히 했어야 했다.

돌연사

그 후의 경과는 좋아졌다 나빠졌다를 반복했다. 혈압은 여전히 186~260/120~150mmHg로 매우 높았으며, 수축기압(앞쪽 혈압)은 때로 300mmHg을 넘는 경우도 있었다. 그 시대에는 유효한 강압제가 없었기 때문에 치료는 주로 안정과 충분한 수면 그리고 긴장의 완화 같은 것에 불과했다. 그밖에 당시 최신 치료법이었던 켐프너의 감염요법을 우선적으로 채택했다는 점은 주목할 만하다. 그러나 이러한 것들은 어디까지나 보조적인 요법이었으므로 눈에 띄는 효과는 기대할 수 없었다.

아내인 엘레 노아가 남편의 병을 알지 못했다는 것이 여러 면에서 루스벨트의 상태에 영향을 주었다. 루스벨트의 건강에 관한 공식적인 발언은 항상 맥인타이어가 맡았다. 표면적으로는 대통령에게 심각한 건강상의 문제가 없다고 되어 있었고, 루스벨트는 바쁘게 대통령으로서의 직무를 수행하고 있었다. 이 사이의 상세한 경과는 모두 브룬의 논문에 기록되어 있다. 이 기간에 새로 일어난 사건은 1944년 7월과 8월에 하와이와 알래스카 여행을 다녀온 후 최초로 협심증 증상이 나타난 것이었다. 그리고 그 후에도 혈압은 여전히 높은 상태였다.

1944년 10월은 대통령으로서 할 일이 많았고 선거도 있었기 때문에 루스벨트가 활력이 넘쳤다고 브룬은 기록하고 있으나, 이때가 루스벨트 체력의 한계였다. 그 후 11월이 되자 식욕이 떨어졌고 체중도 점점 줄어들었다. 이 시기는 2차대전이 끝날 무렵으로, 미·영·소 연합군의 우세가 확실시되면서 전후 유럽의 획이 어떻게 그어질 것인가 하는 논쟁으로 달아오르던 때였다.

유명한 얄타회담은 1945년 2월에 세 나라의 정상들이 만난 가운데 진행되었다. 워싱턴에서 얄타까지의 여행이 루스벨트에게 얼마나 가혹한 것이었는지는 브룬이 상세하게 기록하고 있다. 이때 극심한 피로로 지쳐 있던 루스벨트가 영국 수상 처칠에게 좋지 않은 인상을 준 것은 당연했다. 또 그 후에 스탈린이 약속을 저버린 결과로 동유럽이 공산권에 편입되어 동서 냉전시대에 돌입한 경위를 살펴보면, 루스벨트의 상태가 스탈린에게 준 영향과 주치의의 역할이 얼마나 중요한가를 여실히 보여준다.

이 회담에서 루스벨트를 가장 초조하게 했던 문제는 폴란드에 관한 논의였다고 한다. 이 기간 중에 브룬은 루스벨트의 심장에 대한 새로운 소견으로 교대맥(박동이 1박 시마다 강해지거나 약해지거나 하는 현상으로, 심장기능이 현저하게 떨어져 있다는 징후)이 생긴 것을 알았는데, 그의 심장에 한계가 온 것을 의미했다. 앞에서 가족에게는 사실을 알리지 않았다고 했는데, 루스벨트의 딸인 안나는 브룬을 통해 어느 정도 사정을 알고 있었고, 얄타에서 아빠의 상태가 최악이었다는 것을 이해하고 있었다. 그러나 이것에 대해서는 주치의인 맥인타이어에게 말하지 말라고 브룬이 신신 당부를 했다고 한다.

얄타에서 돌아온 루스벨트는 다시 워싱턴에서 격무에 시달리고 있었는데, 2주 후부터 현저하게 식욕이 감퇴하고 체중도 점점 줄기 시작했다. 그래서 지기탈리스 중독이라는 명확한 증거는 없었으나 우선 지기탈리스를 중단했다. 그래도 식욕이 돌아오지 않자 다시 지기탈리스 요법을 시작했다. 이런 와중에도 루스벨트는 아픈 곳이 없다고 호언하며 집무에 열중했다. 그러나 갑자기 휴식을 취해야 할 필요성이 있다고 판단되어, 3월 말부터 워싱턴을 떠나 조지아 주의 웜스프링에서 요양을 한다. 혈압은 170~249/88~130mmHg 사이에서 왔다갔다 했으나 그밖에 별 다른 변화는 없었다.

이 휴양으로 식욕이 생기고 체중도 약간 돌아왔으므로, 운동을 한다거나 주말에는 바비큐나 동네에서 연극을 보기도 했다. 그러나 비극은 갑자기 찾아왔다. 1945년 4월 12일, 브룬은 대통령이 기상한 후 오전 9시 20분에 진찰을 했는데, 그때 루스벨트는 잘 자긴 했으나 두통이 약간 있고, 목이 좀 뻣뻣하다고 했다. 루스벨트의 표현에 의하면 그것은 근육통이었으며, 가볍게 마사지 하니 없어졌다고 한다. 그날 오전 내내 루스벨트는 기분이 좋았다고 그를 방문했던 손님이 증언했는데, 그는 의자에 앉아 신문을 보고있었다고 한다. 그 동안 화가가 그를 스케치하고 있었는데, 갑자기 후두부에 격심한 두통을 호소했고, 1~2분 후 의식을 잃었다. 15분 후 브룬의 진찰로 뇌출혈로 판단되었고, 오후 3시 30분 루스벨트의 호흡이 멈추었다.

큰 나라의 지도자인 대통령이, 뉴욕의 주지사로서 건강에 대한 정책을 내세우며 정계에 입문하여, 대통령이 된 후에는 중요한 건강상의 문제에 시달리며 63년간의 생애를 마친 이 이야기가 시사하는 바는 크다. 그리고 이 이야기를 통해 많은 교훈을 얻을 수 있다.

현대의학은 루스벨트를 고칠 수 있을까

루스벨트의 상태를 현대적으로 말하자면, 브룬이 처음 진찰한 시점이 중증고혈압의 스테이지3이었고, 최초 진단대로 울혈성 심부전에 급성기관지염을 합병하고 있는 상태였다고 여겨진다. 이 심부전은 당연히 고혈압이 원인으로 생긴 것이다. 심전도상 분명한 좌심실비대였다. 또 그 당시 심장의 엑스레이 사진에 대한 소견을 보면 좌심실의 수축은 양호했다고 하므로, 이것이 좌심실의 수축장애가 아닌 심비대에 따르는 확장장애에 의한 심부전이었으리라 생각된다. 여기까지는 당시 우수한 심장병 전문의였던 브룬이 정확하게 기록하고 있으므로 쉽게 추측할 수 있다. 그러나 당시 의학과 의료의 수준이 지금에 비하면 매우 낮았다는 사실은 브룬의 검사소견을 보면 명백하게 알 수 있다.

우선, 혈액검사를 하지 않고 기초 대사율을 측정하거나 순환시간, 소변검사를 하는 데 그쳤다. 그래서 가장 중요한 문제의 하나인 신(腎)기능 상태를 이런 정보로는 전혀 알 길이 없었다. 그렇더라도 기초대사율로 갑상선기능 항진증이 아님을 알 수 있기 때문에 진찰소견, 심전도, 심장을 투시한 흉부엑스선으로 고혈압과 고혈압으로 인한 심부전은 충분히 진단할 수 있다. 요단백은 정성(定性)으로 (+/-), 요당 (-), 그리고 요 비중은 1.010 이상으로, 요 침사에 백혈구나 적혈구가 없었고, 히아린 원주 다수가 검출된 점으로 보아 적어도 만성 신염과 같은 신 실질성 장애는 없었다고 추측되며, 신기능도 큰 이상은 없었다고 여겨진다.

그러면 고혈압의 원인은 무엇이었을까? 1935년 건강진단시(43세), 루스벨트의 혈압은 136/78mmHg였다. 2년 뒤에는 162/98mmHg가 되었고, 그 이후 혈압이 더 높아졌는데 이것으로 보아 다른 원인이 있었을 것이라고 보는 것이 보통이다. 또 심전도 소견도 1939년까지는 정상범위 내에 있었지만, 1941년부터는 조금 변화되기 시작했다는 점에서, 이미 그 무렵부터 심장에 부담이 가해지고 있었던 것 같다. 브룬의 초진시 진찰소견을 보면, 심첨박동의 위치나 심첨부에서의 잡음에 대한 언급은 있으나, 심첨박동의 패턴이나 심방음에 대한 기재가 없는 점, 복부의 청진, 하지동맥의 촉진, 안저(眼底)소견에 대한 기록이 없다. 아마도 당시 고혈압 진료 수준으로서는 어쩔 수 없었을 것이다.

이처럼 제한된 정보로 고혈압의 원인을 찾아낼 수는 없겠지만, 중년 이후 증상이 비교적 급속하게 진전된 점으로 보아 신혈관성 고혈압이었을 가능성이 높다. 현대의학이었다면 혈액검사, 핵의학 검사, MRI검사 등 환자들에게 부담을 주지 않는 검사로 비교적 쉽게 진단이 가능하지만, 최종적으로는 신동맥의 조영 검사 등 약간의 위험성을 동반하는 방법으로 확정한다.

그 당시에는 효과적인 약이 없었기 때문에 혈압을 내리는 것은 불가능했다. 그래서 감염요법과 식사를 제한하는 감량요법이 실시되었으나 이는 어디까지나 보조적인 수단에 불과했다. 또한 실천하기가 어려웠고 효과도 별로 기대할 수 없었다. 심부전에는 지기탈리스를 사용했다. 지기탈리스는 본래 심근의 수축이 저하되었을 때 수축력을 높이는 약물로 수축 기능에 이상이 없고, 확장 기능에 이상이 있는 심부전에는 효과가 없다. 오늘날에는 좋은 이뇨제가 있으므로 심부전을 효과적으로 치료했을 것이다. 브룬이 수은이뇨제 (mercurial diuretics)인 자릴건의 사용을 제안했으나 주치의단에 의해 거절당한 것은 매우 유감스러운 일이 아닐 수 없다.

이렇게 분명한 심장 합병증이 있는 중증 고혈압은 오늘날에는 효과적인 강압제로 치료하면 되지만, 한 번 복용하고 효과를 기대할 수는 없다. 심부전의 경우는 효과적인 이뇨제를 사용하면 된다. 고혈압은 장시간 작용형인 칼슘길항제, β차단제(α차단효과가 있는 것도 포함), α차단제 등을 병용하면 조절할 수 있을 것이다. 신기능에 이상이 없다면, 안지오텐신 전환효소 억제제나 안지오텐신 II 수용체차단제도 사용할 수 있으므로 더 큰 효과를 기대할 수 있을 것이다.

신혈관성 고혈압은 신동맥의 협착(狹窄) 때문에 생긴다. 협착의 원인이나 상태에 따라 혈관형성술로 병을 완전히 고칠 수도 있고, 그렇게 할 수 없는 경우라도 고치기가 좀 어렵기는 하지만 약물요법도 효과적임이 입증되었다.

이상에서 보면 루스벨트의 중증 고혈압은 현대 의학으로 충분히 치료할 수 있으므로 적어도 10년 정도는 더 살 수 있지 않았을까 한다. 전체적으로 보아 그외에 또 어떤 문제가 있었을까?

주치의는 적절하게 대응했나

의학적으로 보면 루스벨트의 예후는 현대라고 해도 좋지 않은 것이었다. 그러나 만약 루스벨트가 대통령의 자리에 있지 않았다면 당시의 의료수준으로도 좀더 살 수 있었을지 모른다.

가장 큰 문제점은 루스벨트의 질환으로 미루어 보건대, 주치의의 대응이 적절하지 못했다는 점이다. 오늘날에는 이비인후과 의사라 하더라도 고혈압에 대한 관심이 각별하므로, 그 당시와 매우 달라 그런 일이 생길 수 없으나, 좀더 일찍부터 그 시대 나름대로의 대응을 했다면 그 후의 경과가 달라졌을지도 모른다.

사실, 맥인타이어는 주치의로서 자질이 부족했다. 그는 루스벨트를 정기적으로 진찰했다고 주장하지만 브룬이 진료기록을 상세하게 검토한 결과, 정기적으로 1년마다 실시해야 하는 진찰기록을 찾을 수 없었다. 또 혈압측정의 데이터가, 적어도 루스벨트가 최초로 대통령선거에 출마한 1931년부터 있었는데, 그때 정상이었던 수치가 그 후 1935년까지는 높아지지 않다가 1937년부터 이상하게 높아진 점을 간과하고 있었다. 더욱이 심전도소견도 해를 거듭하면서 변했는데, 이 점에도 관심을 갖지 않았다. 그 결과, 심장에 합병증이 생기게 되어서야 비로소 심장병 전문의에게 진찰을 의뢰한 것은 너무 늦은 대응이었다.

맥인타이어가 어떤 경위로 심장병 전문의로서 브룬을 택했는지는 알 수 없다. 맥인타이어는 전문의들의 보고서를 묵살했다고 한다. 자기변호 때문이었는지 아니면 대통령의 직무에 대한 특별한 배려 때문이었는지는 모르지만 그는 모든 사실을 줄곧 은폐했고 루스벨트의 사후에도 결코 사실을 밝히지 않았다. 결국, 이는 주치의가 고혈압에 대해서 너무도 무지했음을 의미한다. 좀더 일찍 치료를 시작하여 나름대로 여유 있게 대통령으로서의 집무가 가능했다면, 또 가족들의 애정어린 보살핌을 받을 수 있었다면 루스벨트는 몇 년은 더 살 수 있었을 것이다. 그랬다면 2차대전 후 유럽의 동서분할이나 그 후 냉전의 양상이 달라졌을지도 모른다.

의료상의 교훈은 무엇일까

효과적인 치료 방법이 없었을 때, 고혈압의 자연경과에 대한 전형적인 예를 루스벨트의 케이스에서 볼 수 있다. 본태성 고혈압이 아니었을지도 모르지만, 높은 혈압상태가 어느 기간동안 지속되면 빠른 속도로 심장, 신장, 뇌 등의 주요 장기에 이상이 생기게 된다. 루스벨트의 경우에는 먼저 심비대에서 심부전이 생겼고, 이와 동시에 진행된 동맥경화는 심장의 관동맥을 침해하여 협심증을 불러일으켰다. 신장에 관해서는 검사데이터가 없어 자세히 알 수 없으나 마지막 순간에 뇌실(腦室)을 꿰뚫는 뇌출혈이 순식간에 그의 생명을 빼앗아갔다.

현대 의학으로도 고혈압을 치유할 수는 없으나 진행을 확실하게 늦출 수 있으므로 장기에 치명적인 장애가 생기는 것은 막을 수 있음은 여러 연구로 실증되었다. 이러한 의학의 발달로 고혈압이라는 병이 있는 사람들도 활동적으로 사회와 관계를 유지하며 보다 생산적인 생활을 할 수 있게 되었다. 루스벨트의 시대에는 중증 고혈압은 악성종양과 비슷하거나 그 이상으로 예후가 좋지 않은 질환이었다. 게다가 주치의의 적절치 못한 판단과 늦은 대응으로, 결국 미국 국민들은 죽음을 목전에 둔 중증 환자를 대통령으로 둔 셈이었다.

루스벨트는 혈관성치매였나

세계신경학회 회장 툴(J. F. Tool)은 유럽 신경학잡지(*European Journal of Neurology* 1999, 6:115~119)에 「세계 리더들의 치매와 국제정세에 미치는 영향 ─ 프랭클린 D. 루스벨트와 우드로우 T. 윌슨의 경우」라는 논문을 발표했다.

툴은 루스벨트가 단순히 신체적으로 피로했었던 것뿐 아니라, 고혈압 때문에 혈관성 치매상태였을 가능성이 있다고 말하고 있다. 그는 2차대전 말기에 얄타회담에서 루스벨트와 처칠이 스탈린과 전후 세력범위의 선을 긋는 문제에 대해 교섭할 때, 루스벨트뿐 아니라 처칠에게도 치매가 진행되고 있었고, 이것이 스탈린과의 흥정에 크게 영향을 주었는데, 이 두 사람은 이미 스탈린의 상대가 못되었다는 것이다. 그 결과 서방은 정치적인 패자가 되었고, 독일, 폴란드, 한국, 베트남이 분단되었다. 이는 그 후에 이어지는 냉전시대의 원인이 되었다는 점에서, 세계 리더들의 뇌의 상태가 세계적인 비극을 초래할 수 있다고 경고한다.

처칠이 치매였다는 분명한 증거는 없으나, 그의 시의(侍醫)였던 로드 몰런의 1966년 일기에 기록이 보인다고 한다. 그러나 툴이 어떠한 근거로 루스벨트가 혈관성치매였다고 생각하는지는 이 논문의 대부분이 윌슨에 대해 진술하고 있어 분명하지 않다. 다만, 툴이 보여준 루스벨트의 병력(病歷)에 대한 요약 중에서, '1945년 4월 두통, 목이 뻣뻣함, 혼수(昏睡)'라고 기록되어 있다는 점에서, 루스벨트가 이전부터 이런 발작을 반복하고 있었다고 툴은 생각했으리라 추측해 볼 수 있다. 그러나 브룬의 상세한 기록을 보면, 뇌혈관장애를 의심해 볼 수 있는 발작이 아니었고, 툴이 말하는 증상이 죽음을 앞둔 몇 시간 전에 생겼다는 점 때문에, 나는 치매설에는 동의하지 않는다. 단지 얄타회담 때는 극도의 피로 때문에 컨디션이 좋지 않았고, 기력이 쇠해서 활력이 부족했을 것이라고 짐작한다.

　그러나 분명히 고혈압은 혈관성치매의 주요 원인이 될 수 있다. 특히 합병증으로 당뇨가 있다면 그 가능성은 더 높아진다. 이런 의미에서 21세기 고혈압환자들이 고령화되고, 고지혈증이나 당뇨병과 합병증을 일으키는 경우가 많아졌다는 점에서 치매가 중요한 건강장애의 원인인 것은 분명하다.

　이렇게 보면, 루스벨트 대통령의 죽음은 우리들에게 많은 교훈을 준다. 여러분들은 이제까지 고혈압을 무시하고 있었던 것은 아닐까? 고혈압은 결코 가벼운 병이 아니다. 특히 고령화된 사회에서는 건강을 위협하는 중요한 장애이다. 단순한 개인의 문제가 아닌 가족이나 친구들도 포함되는 포괄적인 대처가 필요한 문제인 것이다. 그러면 고혈압의 진료는 어떻게 이루어지는지 살펴보자.

● 제1부 ●

고혈압의 진료

| 제1장 | **지금, 왜 고혈압인가**

| 제2장 | **새로운 시대의 케어**

| 제3장 | **본태성 고혈압의 실상**

| 제4장 | **속발성 고혈압**

| 제5장 | **고혈압 치료는 과학의 승리**

| 제6장 | **고령자와 고혈압**

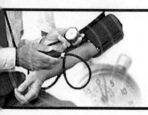

무엇이 문제인가

1999년 국민영양조사 결과를 보면, 일본에서는 남성은 40대부터, 여성은 50대부터 고혈압 환자가 늘어 40%를 넘게 되었다. 70대에는 남성은 67.5%, 여성은 69.0%가 고혈압이었다.(그림 1-1)

고혈압이 단순히 혈압이 높은 것뿐이라면 문제가 없지만 결국에는 심장, 뇌, 신장 그리고 동맥계 전체에 장애를 초래하기 때문에 신체적인 면 뿐만 아니라 심리적, 사회적인 기능에도 장애가 생겨 수명도 단축되게 된다.

사람의 사망률은 100%인데 최종적으로는 어떤 장애에 의해 수명을 다하게 된다. 이는 자신이 선택할 수 없는 문제이다. 그러나 결과적으로 보면, 수명을 단축하는 주된 건강장애는 악성종양(암), 심장병, 뇌혈관장애로 집약되며, 90% 이상을 이들이 차지한다(결국 마지막에는 어떤 감염에 의해 결정적인 타격을 입게 된다). 고혈압은 심

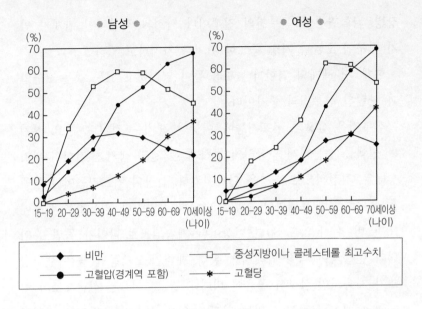

남성	15-19세	20-29	30-39	40-49	50-59	60-69	70세이상
비만	8.6	19.2	30.0	31.4	29.6	24.2	21.3
중성지방이나 콜레스테롤 최고수치	–	33.7	52.9	59.6	58.8	51.1	44.8
고혈압(경계역 포함)	3.0	14.3	24.2	44.3	52.2	62.8	67.5
고혈당	–	4.2	7.0	12.2	19.2	30.1	36.6

여성	15-19세	20-29	30-39	40-49	50-59	60-69	70세이상
비만	5.1	7.3	13.3	18.8	27.5	30.4	25.7
중성지방이나 콜레스테롤 최고수치	–	18.6	24.5	36.8	62.5	61.7	53.6
고혈압(경계역 포함)	0.7	2.5	6.9	18.4	43.0	59.1	69.0
고혈당	–	5.1	7.4	11.2	18.6	30.2	42.4

(단위 : %)

1) 15~19세는 혈액검사 제외(총 콜레스테롤, 중성지방, 혈당의 데이터가 없음)
2) 비만 : BMI(체중kg/(신장m)²) 25이상, 총 콜레스테롤 최고수치:220mg/dl이상, 중성지방
　최고수치:150mg/dl, 고혈압:최고혈압 140mmHg이상 또는 최저혈압 90mmHg이상,
　고혈당:110mg/dl 이상

그림 1-1　연령과 고혈압 발병률(1999년 국민영양조사결과)

장병, 뇌혈관장애, 신부전의 진행이나 악화와 직접적인 관계가 있기 때문에 오늘날 가장 중요한 위치를 차지하고 있다.

현재, 전 세계의 역학자(疫學者)들이 염려하고 있는 것은 고혈압과 관련된 심부전의 증가이다.

심부전은 심장의 펌프기능에 이상이 생기는 것이다. 중요 장기로 혈액을 충분하게 공급하지 못하게 된 결과 생기는 전신의 위기 상태로, 직접적으로 수명을 단축시킨다. 심장의 펌프기능이란 혈액을 흡수하고 내보내는(분출하는) 단순한 작업이다. 펌프질은 하루에 10만 번, 쉬지 않고 80년 이상이나 계속되므로 나이가 들면 흡입력과 분출력이 점점 약해지게 된다. 게다가 오랫동안 높은 혈압상태가 계속되면 심장의 근육이 비대해 질 뿐 아니라 심근세포와 여기에 혈액을 공급하고 있는 혈관 주위에 심장의 움직임을 방해하는 교원선유(膠原線維)가 증식한다. 이 때문에 심장은 전체적으로 확장과 수축시 많은 제약을 받는다. 또한 심근세포로의 혈액공급에도 지장이 생기는데, 심장 자체에도 순환하는 혈액이 부족한 허혈(虛血)상태가 된다.

심부전의 원인으로, 이전에는 태어날 때부터의 심장병(선천성 심질환)이나 류머티즘에 의해 생기는 변막증(후천성 심질환)이 많았다. 그러나 최근에는 심근경색이나 협심증 등 심장을 보양(保養)하고 있는 동맥(관상동맥)에 생기는 동맥경화(콜레스테롤이 혈관의 벽에 축적되어 혈관 내강이 좁아지게 함)로 심근에 이상이 생기는 병이 늘어났다. 이들이 급성이나 만성 심부전을 일으키는 주요 원인이다. 그런데 이들 관동맥성 심질환은 심근에 허혈을 일으키기 때문에 '허혈성심질환'이라고도 한다. 이에 대한 진단과 치료는 눈부시게 발달했으므로 이 질환에 의해 생기는 심부전은 앞으로 별로 늘어나지 않을 전망이다. 현재 WHO(세계보건기구)의 데이터를 보면, 일본의 경우 원래 허혈성 심질환에 의한 사망률이 적었지만, 최근 30년 동안 더욱 감소했음을 알 수 있다. 그러나 고혈압이 현재와 같이 늘어날 경우, 이에 대한 충분한 케어 없이 환자들이 고령화된다면 가까운 장래에는 고혈압에 의한 심부전이 생명을 위협하는 주된 건강상의 장애요인이 될 것이다.

고혈압의 유전적인 발병은 운명적이라고 할 수 있다. 그러나 그 진행이나 악화는 생활습관과 매우 관련이 깊다. 그러므로 마음을 어떻게 먹느냐에 따라서 나이를 많이 먹더라도 건강하고 활동적으로 생활할 수 있게 된다. 또한 필요한 시기에 가장 적절한 약물 요법을 시작하면 병의 진행을 효과적으로 저지할 수 있음이 입증되었다. 이러한 의학적 혜택을 모르고 누리려하지 않든가, 알고는 있지만 누리지 않든가, 또는 다른 여러 가지 사정으로 누릴 수 없다든가 하는 것은 합리적이지 않다.

질병의 본질를 모르고, 자기를 보살피지 못하면 이 병과의 전쟁에서 이길 수 없다. 또 이를 의사나 남에게 맡겨서도 안 된다. 이런 생활의 지혜와 기술은 스스로 배워야 한다. 자녀나 손자들뿐 아니라 멀리 다음 세대를 이어갈 젊은이들에게도 멋지게 사는 법에 대한 바람직한 역할모델을 제시할 필요가 있다고 생각된다.

건강이란 무엇인가

건강이라는 한자는 '건강함, 튼튼함'과 '평안, 온화함'이라는 말의 합성어이다. 이는 신체적인 면과 심리적·정신적인 면에서 모두 건전해야 함을 의미한다. 노무라(野村祐之, 아오야마학원 여자전문대학)씨에 의하면, 영어 health의 어원은 heal인데, 이것은 '치유하다' 또는 '치유된 상태'를 의미한다고 한다. heal과 같은 어원인 단어를 찾아보면 hole이라는 말이 있는데, 이것은 후에 단어 앞에 w가 붙어 whole이 된 것으로 알 수 있듯이 결함이 없는 '전체'를 의미한다. 즉, health는 '전체적인 치유' 또는 '전체적인 회복'을 나타내는 것이다.

그리스 로마 시대에는 '건전한 정신'과 '건전한 육체'를 겸비하는 것이 이상적인 인간이었다. 로마의 시인 유베날리스는 『풍자시집』에서 다음과 같이 쓰고 있다.

"여러분들은 신들이 무엇을 원하느냐고 물으면 이렇게 원하라. 건전한 신체에 건전한 정신이 깃들게 해 달라고. 죽음의 공포에도 의연할 수 있는 강인한 정신을 달라고. 사람의 임종을 자연의 선물로 받아들일 수 있는 마음을…… 자신해서 선택할 수 있는 마음을 원하라…… 지금, 내가 여러분들에게 권한 것은 여러분 스스로가 자기 자신에게 줄 수 있는 것이다."

이는 시사하는 바가 큰 말로, 현대 건강의 개념과 생활습관병과의 관계를 단적으로 표현하고 있다.

르네상스가 일어난 중세 이후로 의학은 자연과학을 토대로 발달했다. 고전적인 의학에서는 병이 아닌 것이 건강이라고 생각했다.

당시, 병의 진단은 점차 분명해 졌지만 효과적인 치료법은 없었다. 무슨 병인지 알 수 있었으나 수명을 연장시키는 데까지는 미치지 못했다. 따라서 의사는 살 것인지 죽을 것인지, 어느 정도 더 살 수 있는지를 확실하게 진단하는 일을 했으며 이것이 그 당시의 사회적인 수요였다.

그 후 현대에 와서 WHO는 건강의 개념을 확대하여 '단순한 육체의 건강뿐 아니라 심리적·사회적으로도 건전한 상태'를 건강이라고 정의했다. 이러한 건강에 대한 생각은 이상적이기는 하지만 현실적이진 않다. 특히 20세기 말부터 금세기로 옮겨가는 과정에서 전 세계적으로 고령화가 진행되면 WHO의 정의에 부합되는 건강은 어떤 면에서건 존재할 수 없다. 이 정의는 고정된 관념을 바탕으로 한 정적인 것에 불과하다. 현대에는 더 유연성 있고 동적인 사고방식이 요구된다.

이러한 배경하에서 미국의 세균학자 듀보스(Rene Dubos)는 1958년 건강의 개념에 새로운 사고를 도입했다. 그는 건강을 정적인 상태로 보는 것은 적당하지 않다고 보고, 사람은 각기 살고 있는 환경과의 동적인 상호작용 속에서 생활하므로 주는 면과 획득하는 면이 있다면서, '영원히 계속되는 내외적인 환경의 변화에 대한 심신의 능란한 대처능력의 표현'이라고 건강을 정의했다.

이처럼 현대사회에서는 건강을 절대적으로 측정하지 않고 상대적인 것으로 본다. 또한 수동적인 면보다 능동적인 면을 강조한다. 살아가는 목표와 조화를 이루어야 건강이 구축된다고 여기게 된 것이다. 이런 이유로 미국의 사회학자인 소머즈(Ann Sommers)는 1977년 '변화하는 내외적인 환경에 적응할 수 없는 상태가 건강을 해친다. 이런 부적응 현상은 좋지 않은 생활습관에 의해 생기며 조장된다'고 했다. 좋지 않은 생활습관을 고쳐 가는 것이 적극적인 의미에서 건강의 유지와 증진으로 이어진다고 생각했다. 이것이 오늘날 생활습관병으로 널리 받아들여지고 있는 건강과 질병과의 관련성을 이해하는 핵심으로서의 개념을 형성하게 되었다.

생활습관병이란 무엇인가

'생활습관병'에 해당하는 영어 표현은 lifestyle-related disease 인데, 이런 제목의 논문은 구미에도 있기는 하나 그다지 많지는 않다. 이 용어는 의학적이라기보다는 일본의 독자적인 행정용어라고 하는 편이 적절할 것이다. 따라서 의학적인 정의나 진단기준은 아직까지 없다. 또 주요 내과 서적에서도 생활습관병이라는 키워드는 색인에서 찾아볼 수 없다. 그러나 오늘날 생활습관병이라는 표현을 부정하거나 비난하는 의학자들이나 의료 담당자들은 없다. 오히려 적극적으로 이 표현을 지지하는 움직임이 눈에 띌 정도이다. 이러한 경향은 예전의 '성인병'이라는 질병개념을 후생성이 제시했을 때와 비슷하다고 할 수 있다. 성인병이라는 표현도 일본의 내과 용어집에는 수록되어 있으나 외국의 주요 교과서에는 나와 있지 않다.

1997년에 후생성은 그때까지 널리 보급되었던 성인병이라는 말을 고쳐 생활습관병이라는 호칭을 제창했다. 그런데 히노하라(성누

가국제병원 이사장, 명예원장) 씨에 의하면, 성인병의 어원은 원래 후생성이 노인병인 뇌졸중 대책을 위해 1956년에 그 방면의 전문가들로 대책위원회를 조직했는데 이때 처음으로 '성인병 대책'이라는 용어를 사용한 것에서 비롯되었다고 한다.

그 후 후생성은 1958년에 '성인병 예방주간 실시요강'을 발표하고 전국적으로 성인병에 대한 대책을 세웠다.

그때 발표된 것은 다음과 같다. '성인병은 사람이 나이가 들면서 생기는 신체의 다양한 변화에 동반되어 나타나는 병이나 건강장애를 말한다. 노인병이라고 해도 상관없지만, 노인병이라고 하면 그 범위에 노인성 난청이나 노인성 원시 또 류머티즘이나 당뇨병도 포함된다. 그래서 우리가 말하는 성인병이란 현재 우리나라의 사인 중 최고 순위를 차지하고 있는 질병군, 즉 뇌졸중을 주로 하는 고혈압증, 암을 주로 하는 악성 신생물질 및 심장병의 세 가지 병을 말한다.'

이것을 보면 성인병은 노년기에 생기는 결정적인 신체의 장애로, 죽음으로 연결되는 최종 이벤트이다. 또한 국민 다수에게 공통적으로 일어날 수 있는 건강장애로 국가정책상 이들의 발증(發症)을 예방하려는 의도로 정의되어 있다. 오늘날 고혈압은 결정적 신체장애가 아니라 심장혈관병이라는 위험인자로서의 위치에 있다. 동시에 진행되는 동맥경화와 함께 뇌혈관뿐 아니라 동맥 전체의 장애를 초래하는 위험요인 중 하나이다. 그러나 당시에는 국민 대다수에 관련된 건강장애의 한 가지로서 중시되었다. 실제로 단순히 혈압을 내리는 것만으로는 장기장애의 진행을 막을 수 없으므로 이를 위해서는 다각적인 전략이 필요하다.

당시 성인병은 성인기에 생기는 질병으로 그 진행이나 발병은 나쁜 생활습관 때문이라는 생각은 하지 못했다. 나중에 치명적 요인으로서 심장혈관장애나 뇌혈관장애는 소아기의 고혈압, 비만, 당대사 이상 등과 깊은 관련이 있다는 강한 인식에서부터 소아성인병(좀 부자연스러운 명명이긴 하지만)이라는 말이 생겼다. 그리고 소아기 때부터 효과적으로 위험인자들을 조정해 보자는 임상적인 접근이 시작되었다. 이것이 요새 말하는 생활습관병의 개념과 일치하는 것이다. 일본의 의학계는 이 생각을 지지했고, 임상성인병학회는 의학적인 연구와 실제의 임상 양면에서 성인병 대책에 공헌했다. 그러나 그 당시 서구에는 성인병이라는 개념이 없었다.

1997년 후생성이 제안한 생활습관병의 정의는 '식습관, 운동습관, 휴양, 흡연, 음주 등의 생활습관이 그 발병이나 진행에 관여된 질환군'이다. 이제까지 성인병이라는 말에는 ①나이를 먹는다는 관점에서(피할 수 없음) 병이 자리잡고 있었다. ②조기발견이나 치료가 효과적이라는 인식은 높아질 수 있겠지만 병을 예방하는 동기부여가 충분하지 않았다. ③성인이 되면 걸린다는 인식이 소아기 때부터 건강을 위해 노력하는 일을 게을리 하게 한다는 점에서 문제가 있었다. 생활습관병이 의도하는 바는 이제까지 성인병이라는 호칭에서 애매했던 병의 원인을 명확하게 하고 질병 예방의 차원에서 늘어나는 의료비에 제동을 걸어 21세기를 향한 종합적인 건강정책을 추진하는 것이다.

생활습관병이라는 호칭의 이점은 ①병의 발병이나 진행에 생활습관이 깊이 관계됨을 각인시키고, ②소아기 때부터 건강교육의 중요함을 이해시키며, ③질병의 발생이나 진행을 막을 수 있다면 의료비 절약이라는 바람직한 결과를 기대할 수 있다는 점이다. 후생성은 1999년 11월에 2000년 4월 실시를 목표로 현재 전국에서 실시되는 기본건강진단시 종합 건강관리 차원에서 점차 이와 관련된 강습회를 개최하여 거기서 생활습관을 평가하는 방법을 시도했다.

생활습관과 관련된 구체적인 질환은 다음과 같다. ①식습관 관련-당뇨병, 비만, 고혈압증, 고요산혈증, 심장병, 대장암, 치주병 등, ②운동습관 관련-당뇨병, 비만, 고지혈증, 고혈압증 등, ③흡연습관 관련-폐암, 심장병, 만성 기관지염, 폐기종, 치주병 등, ④음주습관 관련-알코올의존증, 알코올성 간질환, 고혈압증, 불의의 사고 등이다. 이렇게 보면 많은 생활습관이 고혈압과 관련되어 있음을 알 수 있다. 고혈압은 발병률이 높다는 점을 감안하면 생활습관병에서 고혈압이 얼마나 중요한 위치에 있는지 알 수 있을 것이다.

생활습관이란 무엇인가

일본의 후생성에서 말하는 생활습관병의 정의는 개념적으로 이해할 수 있을 것이다. 그러면 생활습관 자체는 어떻게 받아들일 것인가? 생활습관이란 무엇일까? 습관의 습(習)은 '반복해서 익힌다'는 뜻이고, 관(慣)은 '반복하여 되풀이함으로써 익숙해 짐'을 의미한다. 습관은 '후천적으로 익힌 행동'이다. 그래서 생활습관은 '반복해서 되풀이함으로써 배워 익숙해진 생활상의 행동'이라고 할 수 있다.

이것을 어떻게 볼 것인가 하는 것은 목적에 따라 달라진다. 생활습관(life habit)과 생활양식(life style)을 비슷한 뜻이라고 보고, 생활양식을 과학적으로 거론한 사람이 칼 마르크스와 막스 베버이다. 마르크스는 생활양식을 사회계급의 정의에 포함되는 요인 중하나라고 생각했다. 경제적인 상황에 따라 생활의 상태, 흥미, 교육등이 달라지며, 생활양식은 사회경제적인 상태의 결과로 결정된다고 했다. 베버는 생활양식을 사회를 층별화(層別化) 할 때의 중요한 요인이라고 생각했다. 마르크스에 의하면, 생활양식은 두 가지의 요소로 구성된다. 하나는 '구조적인 상황'이다. 이것은 주어진생활의 기회, 즉 수입, 교육 등 사회, 문화, 경제적인 환경이다. 또하나는 그것에 기초한 개인의 선택, 즉 개인의 행위나 생활상의여러 가지 행동양식이다.

이러한 생활양식을 건강과 관련해서 고찰한 것이 아벨(Thomas Abel)이었다. 그는 생활양식을 '헬스 라이프 스타일(health life style)'이라고 불렀다. '헬스 라이프 스타일은 사회적, 문화적, 경제적인 환경에 대해 각각의 그룹에 의해 건강에 대한 적합한 행동, 가치, 태도라는 양식으로 구성된다'고 정의했다. 아벨은 마르크스의 생활양식을 결정하는 구조상황, 즉 수입이나 교육이라는 기회와, 이를 기반으로 하는 개인의 생활행동은 상호작용을 한다고 보았다. 기회는 개인의 행동에 많은 영향을 준다. 그래서 건강에 대한 태도와 행동을 결정짓는다. 바람직하지 못한 행동을 선택하면건강장애를 초래하며, 그 결과 생활구조를 악화시킨다고 진술하고있다. 오늘날 건강의 개념에 조명해 보면 개인이 선택한 행동은 건강과 관련된 생활양식이며, 바람직하지 않은 선택을 할 경우에는 건강에 위험을 초래한다는 것이다. 아벨은 이러한 관점에서 헬스 라이프 스타일을 분석적으로 연구했다.

사실, 우리도 전혀 다른 견해를 가지고 생활습관을 분석적으로 연구했는데, 매우 근사한 결론을 얻었다. 다만, 우리가 약 10년 정도 일찍 연구를 시작했기 때문에 조금 다른 견지에서 시작한 것일 뿐 사용한 방법이 매우 유사했고 같은 결론을 얻었다는 점은 매우 흥미롭다.

생활양식 또는 생활습관은 위와 같이 정의하기로 하고 그에 대한 평가는 어떻게 하는지 살펴보자.

생활습관은 어떻게 측정하는가

우선 아벨의 방법을 살펴보자. 그는 인자분석이라는 통계학적인 방법을 이용했다. 25개 항목의 변수 리스트를 제1군에서 제4군으로 집약하고, 기타 표준건강행동으로 4개의 항목을 추가하여, 전체

표 1-1 아벨의 헬스 라이프 스타일 분석

제1군 : 주관적 중요성과 가치 (1~5 항목)
제2군 : 건강을 위한 식습관 (6~13 항목)
제3군 : 질병에 대한 관심과 건강행동 (14~17 항목)
제4군 : 운동과 휴양 (18~25 항목)
제5군 : 표준 건강행동 (26~29 항목)
배리맥스(varimax) 회전방법에 의한 인자분석 : 제1~5 인자

인자분석을 위한 변수 리스트는 25개의 항목으로 구성되어 있고, 기타 클러스터(cluster) 분석을 위해 4개의 표준건강행동항목을 추가했다.

표 1-2 헬스 라이프 스타일의 평가항목

제1군 주관적 중요성과 가치	제3군 질병에 대한 관심과 행동
제1항 잘 보이려 한다. 제2항 이성에 대해 매력적으로 보이려 한다. 제3항 건강한 외관을 유지한다. 제4항 자세를 바르게 한다. 제5항 자신을 말쑥하게 가꾼다.	제14항 질병에 걸릴 위험 제15항 좀더 자주 진찰을 받았어야 했다 　　　　는 반성 제16항 건강에 충분히 유의하고 있는가. 제17항 매우 건강한 상태에 있다고 생각하는가.
제2군 건강을 위한 식습관	**제4군 운동과 휴양**
제6항 지방식(脂肪食)을 피한다. 제7항 첨가물을 피한다. 제8항 저콜레스테롤 식사를 하려고 노력한다. 제9항 싱싱한 야채나 과일을 섭취한다. 제10항 특별한 건강식을 섭취한다. 제11항 비타민이나 미네랄을 섭취한다. 제12항 아침식사를 한다. 제13항 과거 2년 간 적어도 한 번은 체중 　　　　감량을 시도했다.	제18항 주로 건강을 목적으로 휴가를 받는다. 제19항 치료를 위해 리조트에 간다. 제20항 건강시설의 회원이 된다. 제21항 산책을 한다. 제22항 자동차나 엘리베이터를 이용하지 　　　　않고 걷는다. 제23항 주말에는 오로지 휴식을 한다. 제24항 낮잠을 잔다. 제25항 적절한 수면을 취한다.

적으로 29개 항목에 대한 생활양식을 검토했다.(표 1-1)

　제1군은 '주관적 중요성과 가치'에 관한 5개 항목, 제2군은 '건강을 위한 식습관' 8개 항목, 제3군은 '질병에 대한 관심과 건강행동' 4개 항목, 제4군은 '운동과 휴양' 8개 항목, 그리고 '표준건강행동' 4개 항목을 추가하여 총 29개 항목이다. 각 내용을 좀더 상세하게 살펴보자.(표 1-2)

　제1군 '주관적인 중요성과 가치'는 제1항-잘 보이려 한다, 제2항-이성에 대해 매력적으로 보이려 한다, 제3항-건강한 외관을 유지한다, 제4항-자세를 바르게 한다, 제5항-자신을 말쑥하게 가꾼다고 되어 있다. 이들은 서구에서의 자기주장이며 가치관이다. 제1항목과 제2항목은 일본에서는 형식적으로라도 평가의 대상이 되는 일이 없을 것이다. 그러나 잠재적으로는 그러한 의식이 작용함을 충분히 추측할 수 있다. 이 점에 관해서는 후에 우리들의 생활습관 검사를 설명할 때 다시 다루겠다. 사견이지만 이것은 가치관의 차이로 사회적·문화적인 요인과 많은 관련이 있다고 본다.

제1군 이외는 일반적인 사항이다. 제2군 '건강을 위한 식습관'은 제6항-지방식을 피한다, 제7항-첨가물을 피한다, 제8항-저콜레스테롤 식사를 하려고 노력한다, 제9항-싱싱한 야채나 과일을 섭취한다, 제10항-특별한 건강식을 섭취한다, 제11항-비타민이나 미네랄을 섭취한다, 제12항-아침식사를 한다, 제13항-과거 2년 간 적어도 한 번은 체중감량을 시도했다로 되어 있다. 제10항의 건강식에 관해서는 어떤 근거 있는 연구는 없다. 제13항은 건강을 지향하는 생활행동으로서 타당한 평가항목이라고 생각된다. 그밖에 건강과 식습관과 관련하여 '규칙적인 식사'나 '새로운 식단에 대한 관심과 도전' 등에 관한 것도 평가의 대상이라고 생각한다.

제3군 '질병에 대한 관심과 행동'은 제14항-질병에 걸릴 위험, 제15항-좀더 자주 진찰을 받았어야 했다는 반성, 제16항-건강에 충분히 유의하고 있는가, 제17항-매우 건강한 상태에 있다고 생각하는가가 평가항목이다. 이들은 수동적인 건강행동으로, 현재는 정보화시대라는 배경을 생각하면 '건강정보에 어느 정도 관심이 있는가?' 또는 '건강정보에 얼마나 적극적으로 관심을 갖는가?' 하는 지적인 면에서의 건강행동에 관해 물어도 좋을 것 같다.

제4군 '운동과 휴양'은 제18항-주로 건강을 목적으로 휴가를 받는다, 제19항-치료를 위해 리조트에 간다, 제20항-건강시설의 회원이 된다, 제21항-산책을 한다, 제22항-차나 엘리베이터를 이용하지 않고 걷는다, 제23항-주말은 오로지 휴식을 한다, 제24항-낮잠을

표 1-3 표준건강행동의 평가항목

제 5 군	표준건강행동 (4항목)
제26항	스포츠와 운동에 참가 3점법 : 3점(심한운동), 2점(심하지 않은 운동), 1점(참가 안함)
제27항	흡연상태 3점 평가 : 3(비흡연), 2(핀 적이 있음), 1점(현재 피고 있음)
제28항	음주상태 3점법 : 3(음주 안함), 2(1~2잔, 또는 기회가 있을 때만), 1(음주)
제29항	건강진단에 관한 것 적어도 1년에 1회(1점)부터 0회(0점)

표 1-4 배리맥스 회전방법에 의한 주인자 분석의 평가

제1인자 : 허영	잘 보이려 함, 매력적으로 보이려 함, 건강한 외관, 좋은 자세, 세련된 자기연출
제2인자 : 건강에 대한 관심	병에 대한 염려, 빈번한 검진, 건강에 대한 관심부족, 건강하다고 생각함
제3인자 : 영양	신선한 과일이나 야채를 섭취함, 과거 2개월간 다이어트를 한 경험이 있음, 살찌지 않음, 가공식품에 의존하지 않음, 저콜레스테롤식의 중요성 인식
제4인자 : 회복	주말의 릴렉세이션, 건강을 위한 휴가, 특별한 건강법을 실시함, 건강식을 취함
제5인자 : 걷기	운동 대신 걷거나 산책을 함.

잔다, 제25항-적절한 수면을 취한다로 구성되어 있다. 낮잠은 유럽 특유의 습관이므로 이를 제외하고는 우리에게도 비슷하게 적용되는 설문이라고 생각한다.

제5군은 표준건강행동(표 1-3)으로 제26항-스포츠와 운동에 참가, 제27항-흡연상태, 제28항-음주상태, 제29항-건강진단에 관한 것 등 아주 일반적인 건강행동을 평가하는 항목으로 우리의 사정과도 일치한다.

이들 항목에 대해 배리맥스회전 방법으로 주인자 분석을 하여,

1~5인자를 추출한 것이 표 1-4이다. 이 평가방법을 사용하면 생활습관을 객관적으로 파악할 수 있다.

그러나 과연 이 방법으로 성인에 대한 생활습관을 적절하게 평가할 수 있느냐의 여부는 불분명하다. 그래서 우리들이 개발한 또 다른 '생활습관 검사법'을 소개하겠다.

생활습관검사로 무엇을 알 수 있는가

라이프플래닝센터(LPC)는, 히노하라(日野原重明) 씨가 1973년에 설립한 재단법인이다. 그 설립취지는 '좋지 않은 생활습관에 의해 생기는 질병을 예방하기 위한 전략으로 생활설계를 바탕으로 한 환자교육을 중심으로 새로운 의료를 전개한다'는 것이었다. 나도 1975년부터 이 재단의 연구교육부장으로 10년간 근무했다. 그 후에도 계속해서 오늘날까지 4반세기 동안 생활습관검사의 개발과 관련된 일에 종사해 왔다. 그 경위와 검사법의 내용은 다음과 같다.

생활습관과 건강은 서로 깊은 관련이 있다. 그러므로 건강을 체크할 때 생활습관에 대한 정보가 중요하다는 것은 의심할 여지가 없다. 그러나 지금까지 이 문제에 대한 어떠한 확립된 방법도 없다는 것은 매우 이상한 일이다. LPC의 생활습관검사에 관한 연구 경위는 다음과 같다.

• 제1기 : 1978년부터 WHO 등으로부터 연구 협조를 받으면서 의

학, 심리학, 사회학 그리고 통계학의 전문가가 협력하여 학제적으로 연구를 거듭한 결과, 생활습관 검사를 1982년에 일본 공중위생학회 잡지에 보고했다.

- 제2기 : 그 후 변화를 거듭하여 1992년에 LPC식 생활습관검사가 닉네임 '생활습관 도크(dock)'로 시판되었다. 그 이후 전국적인 규모로 주로 시·군 단위에서 널리 사용되었다.
- 제3기 : 시판 후 1996년부터 1997년에 시행된 65,596가지의 데이터를 바탕으로 생활습관 척도를 구성하는 각 질문항목의 신뢰성과, 생활습관 척도의 인자구조를 1998년 재검토했다. 그 결과 질문항목이 변경되었고, 새로운 자기효력(self-efficacy)의 척도를 더한 개정판이 2001년부터 사용되게 되었다.

LPC식 생활습관검사는 142개의 질문으로 되어 있다. 회답은 모두 3지선다형으로 15~20분이면 끝낼 수 있다. 조사표의 질문에 답하여 답지를 보내면 컴퓨터가 분석 처리하여 결과보고를 개별 통지한다. 최근에는 기업에서 정기 건강검진의 일환으로 각 개인의 단말기 컴퓨터로 직접 회답을 입력하는 방식이 채용되어 보다 효율적이고 빠른 조사를 할 수 있게 되어 호평받고 있다. 이것은 서구에서도 이미 시행되고 있는 전자통신기술을 이용한 e-헬스 케어의 선구이기도 하다. 결과는 보기 쉽게 컬러로 인쇄된다. 각 생활습관 척도가 관련 평가그룹별로 정리되어 레이더 차트로 표시되는데 전체적으로 패턴이 바깥쪽으로 넓은 것이 바람직하다고 평가한다. 그리고 각 습관에 대한 소견이 있다. 또한 전체적으로 정리한 종합평가가 있는데, 이것도 레이더 차트로 나타내고 종합적인

표 1-5 LPC식 생활습관 척도의 정의

식 습 관	1	육, 유지 :육류, 지방분이 많은 식사를 한다.
	2	서양풍의 식사 : 버터, 햄, 치즈 등을 먹는 서양풍의 식사.
	3	고염분 : 절임, 간장, 간이 강한 식품을 섭취한다.
	4	당분 : 당분을 많이 포함한 과자류, 주스류 등을 많이 섭취한다.
	5	습관의 규칙성 : 식사시간이나 취침시간 등 규칙적인 경향.
	6	요리의 진취성 : 새로운 요리에 대한 관심, 건강을 위해 요리를 연구한다.
생활태도	7	오락 : 영화, 음악 감상, 쇼핑 등 오락경향.
	8	건강정보 : 교양프로 시청, 독서.
	9	사회봉사 : 자원봉사 등 사회봉사활동을 함.
	10	의리와 인정 : 의리와 인정을 중시, 예의와 은혜를 중시함.
	11	경제형 : 경제적이며 실용적, 현실적으로 생활함.
	12	보수와 중용 : 관습을 따르며, 전통적인 삶을 중시함.
	13	청결 : 이 닦기, 손 씻기 등 청결을 중시함.
	14	아내 주도형 : 가정 내에서 결정권을 아내가 가짐.
운동습관	15	운동 실시 : 일상생활에 운동습관을 도입함.
건강상태	16	질병빈도 : 병원에 다니며, 약을 자주 복용하는, 병에 잘 걸리는 경향.
	17	많은 걱정 : 신체적인 호소가 많은 경향.
	18	정서불안 : 정신상태가 불안정하기 쉬운 경향.
성 격	19	외향성 : 마음이 자기뿐 아니라, 밖으로도 향해 있는 성격.
	20	공감성 : 감수성이 풍부하고, 타인의 기분을 이해할 수 있음.
	21	자발성 : 적극적이고 자발적으로 행동하는 성격.
건 강 관	22	유전적 건강관 : 건강은 유전적으로 정해진다고 생각하는 경향.
자기효력	23	자신이 계획하고 실행하고 평가하는 능력.

의견을 단다.

각 질문은 식생활, 여가의 사용, 인간관계와 생활태도, 성격, 심신의 건강상태 등과 관련된 것으로, 답을 통해 두세 가지 생활습관척도에 대해 평가한다. 각 척도별로 5~7개의 질문이 있는데, 이 질문들은 142문항 중에 전체적으로 골고루 분포되어 있다. 또한, 반복적인 질문에 한결같은 대답을 하고 있는지도 체크한다(α계수나 θ계수로 재현성 체크). 그리고 각 질문에 대응하는 척도에 대한 관련성도 조사하는데(기여율 평가), 높은 신뢰계수를 얻을 수 있도

표 1-6 주인자분석에 의한 종합평가와 구성척도

정신적인 활발함	자발성, 외향성, 의리와 인정, 공감성, 사회봉사
지적 행동력	건강정보, 요리에 대한 진취성, 오락, 청결, 운동의 실시
생활의 견실함	전통적, 경제적, 식사의 규칙성
심신의 불안정함	많은 걱정, 정서불안정, 질병빈도
좋지 않은 식생활	육·유지, 당분, 고염분

록 계속 수정을 가하면서 현재에 이르렀다.

생활습관을 나타내는 각 척도를 목적에 따라 그룹으로 나누면, 식습관-6, 생활태도-8, 운동습관-1, 건강상태-3, 성격-3, 건강관-1 그리고 2001년부터 새롭게 추가된 자기효력-1개의 척도로, 전부 23개의 척도가 있다. 표 1-5는 각 척도에 대한 정의이다.

이들 척도에 인자분석이라는 통계학적인 방법을 이용하여 5개 인자를 추출했는데, 제1인자-자발성, 외향성, 의리와 인정, 공감성, 사회봉사로 나타나는 정신적인 활발함, 제2인자-건강정보, 요리에 대한 진취성, 오락, 청결, 운동의 실시로 나타나는 지적 행동력, 제3인자-전통적, 경제적, 식사의 규칙성으로 나타나는 생활의 견실함, 제4인자-많은 근심, 정서불안정, 질병빈도로 나타나는 심신의 불안정, 제5인자-육·유지, 당분, 고염분으로 나타나는 바람직하지 않은 식생활로 되어 있다. 이들은 종합평가로 피드백된다.(표 1-6)

여기서 앞서 아벨이 말했던 생활양식의 제1군-주관적 중요성과 가치 그리고 제1항-잘 보이려함을 떠올려 주기 바란다. 서구풍의 이 가치관은 자기주장에 관한 것으로 이성에 대한 의식이 특징이다. 서구인들에게 이것이 멋지게 살기 위한 필수 조건일지 모르나 동양권인 일본의 경우는 어떨까? 지난 40년간 나의 임상경험에서성(性)문제로 심각한 상담을 한 경우는 거의 없었다. 성에 대한 문제는 중대한 관심사가 아니든가 적어도 뚜렷하게 나타나는 사회적인 문제가 아니라고 판단되므로, 현 시점에서는 생활습관의 직접 평가 대상으로 다루지 않아도 될 것 같다. 오히려 사회적인 활동정도로서 행동성, 자율성, 공감성, 외향성, 의리와 인정, 사회봉사라는 형태로 사회에서의 역할이 평가되는 것이 보통이며, 이러한 행동배경에 성을 느끼게 하는 요인은 거의 없다.

그러나 성에 대한 의식이 전혀 없는 것은 아니다. 일본의 현재 상황하에서는, 적어도 성은 정신적인 생활 면에서는 충분조건이지만 필요조건은 아니라는 것이다. 특히, 여성 고령자의 경우에 복장, 장식품, 화장 등의 차림새에 많은 관심이 있고, 남성도 용모나 옷차림에 신경을 쓰는 것은 성을 의식한 정신적인 면과 관련이 있다고 생각한다. WHO는 건강의 요인으로 이제까지의 신체, 심리, 사회적인 세 가지 측면 외에 정신적인 측면의 중요성을 제언하고 있는데, 아벨의 제1군-주관적 중요성과 가치 제1항-잘 보이려함과 LPC식 생활습관검사의 제1인자-정신적인 활발함은 여기에 잘 부합되는 생활습관 요인이다. 두 개의 다른 평가법이 표현상의 차이는 있으나 기이하게도 이 한 점에 관해 심층적으로 일치하는 점은 매우 흥미롭다.

우리들은 이제까지 10만 명 이상에게 이 검사를 실시했다. 1998년에는 이제까지의 데이터를 모아서 일본인의 표준 생활습관의 기준을 연대별, 성별로 작성해 놓았다.

예를 들면 지역의 생활습관 상태 또는 특정 집단, 즉 각 회사마다 생활습관에 대한 경향도 볼 수 있다. 무엇보다도 이제까지는 생활습관을 분석해서 정량적(定量的)으로 나타내는 일이 없었기 때문에, 이 방법으로 비로소 정당하게 생활습관을 평가할 수 있게 되어 생활습관의 상황을 진단하고 이에 합리적인 대응을 하며 효과도 객관적으로 평가할 수 있게 된 점에서 커다란 진보라고 할 수 있다.

이제까지는 도시, 해안, 산간의 지리적인 지역집단의 비교 또는 문화적으로 다른 생활상황을 비교했다. 국제적인 연구로는 중년남성에 대해 미국의 시애틀에 살고 있는 일본인 3세들과 동경과 그 근교에 거주하고 있는 사람들의 비교조사가 있다. 또 급성 심근경색을 발병하게 하는 특정한 생활습관, 심근경색에 의한 생활습관의 변화 등의 질병과의 관계, 생활습관병이라고 하는 기타 질병상태에 대해 이 검사의 유용성이 검토되었다.

그러나 생활습관을 적절하게 평가하지 않고 생활습관병을 진단하거나 치료할 수는 없다. 이것은 단순히 고염(高鹽), 고지방이라는 식습관, 흡연과 음주 등 기호품의 섭취방법, 운동부족뿐 아니라 그 사람이 무엇을 생각하고, 어떻게 행동하고 있는지, 정신적으로는 안정되어 있는지 등의 상황을 파악하지 않고는 생활습관을 바꾸도록 지도하지 못함을 의미한다.

종래의 건강교육은 일방적이고 한결같았다. 예를 들면 고혈압, 당뇨병, 고지혈증에 대해서 무엇을 해야 하는지 매뉴얼을 만들고, 오로지 똑같은 실행을 강요해 왔던 것이다. 그 결과는 참담했다. 나의 오랜 경험에 의하면 이런 전략으로는 성공하지 못한다.

일례로 근로자들의 건강진단 결과로 고혈압환자에 대해 특별한 교육프로그램을 5년간 실시했으나, 그 결과는 표 1-7과 같이 별다

표 1-7 고혈압에 대한 생활습관 수정 프로그램 결과

	전	후	p치
체중(kg)	67±9	68±9	0.02
수축기압(mmHg)	143±16	149±15	0.02
확장기압(mmHg)	94±8	99±9	0.04
AST(U/L)	26±9	30±13	0.08
ALT(U/L)	37±18	40±24	0.45
총 콜레스테롤(mg/dl)	201±30	213±36	0.02
중성지방(mg/dl)	149±74	189±137	0.02
크레아티닌(mg/dl)	1.07±0.12	1.11±0.13	0.02
요산(mg/dl)	6.3±1.1	6.7±1.3	0.07
흡연율(%)	43.9	34.1	0.05
음주율(%)*	55.0	67.5	0.01

＊에탄올로 환산해서 하루 60g이상 음주하는 사람이 차지하는 비율

약물요법을 실시하지 않은 남성 환자 42명(평균연령 45±5세)에 대해, 평균 3.9±1.3년의 경과로 생활습관 수정 지도를 했다. 체중, 음주율의 증가에 따라 혈압, 총콜레스테롤, 중성지방, 크레아티닌이 모두 증가했고, 흡연율만 저하되었다. p치가 0.05이하면 의미 있는 변화로 간주한다.

른 개선이 없었다. 유일하게 흡연만은 자연적인 경과로 감소했고 술을 끊은 사람은 없었던 반면 새롭게 음주를 시작한 사람이 있었다. 가장 중요한 것은 5년 동안 음주량이 확실하게 늘어난 것이다. 이 프로그램은 개별적인 접근에 중점을 둔 것이었는데 결국 실패했다.

WHO는 유럽에서 흥미로운 공동연구의 결과를 얻었다. 영국, 벨기에, 이탈리아, 폴란드의 중년 남성 공장노동자 6만 80명을 대상으로 하고, 80개의 각 공장단위별로 실험군과 대조군으로 나누어 생활습관 변용 프로그램을 실시했다. 그 결과 벨기에에서는 혈청 콜레스테롤 수치가 실험군과 대조군 사이에 2년과 6년이 경과된 후 각각 6mg/dl라는 의미 있는 차이를 보였다. 특히 혈청 콜레스테롤, 혈압, 흡연, 운동습관 그리고 연령에 따른 관동맥성 심질환

리스크스코어(risk score)가 80% 이상인 고위험군은 2년과 6년의 경과 후 모두 콜레스테롤 수치가 12mg/dl 저하되었다.

영국에서는 실험군과 대조군 사이에 6년 경과 후 혈청 콜레스테롤 수치가 별로 변하지 않았다. 또한 벨기에에서는 관동맥성 심질환의 증상이 나타나거나 그것에 의한 사망률이 감소했으나 영국에서는 실험군과 대조군 사이에 발병률, 사망률에 별 차이가 없었다. 이 공동연구에서는 일반적인 수치에 대해 어느 정도의 차이가 있는지 조사하는 방법, 경과관찰, 목적으로 하는 위험인자의 교정에 관해서는 일정한 기준이 있었으나 교육의 실시에 관한 기준은 정해져 있지 않았으므로 벨기에와 영국의 성적 차이는 교육의 횟수나 실시방법의 차이에 의한 것이라고 생각된다. 그래서 보다 전인적(全人的)인 접근방법으로, 전술한 생활습관평가가 생활습관의 변용에 도움이 될 수 있지 않을까 하여 참고로 한 가지 사례를 인용한다.

사 례

46세 남성이 건강상태를 체크할 목적으로 종합검사를 받았다. 특별히 병을 앓았던 적은 없었다. 가족 중에는 부친이 56세 때 뇌혈관장애로 급사하고, 어머니와 누나는 악성종양(암)을 앓고 있었다. 음주는 에탄올로 환산하여 60g/일 이상이었고, 흡연은 30개피/일 그리고 운동은 거의 하지 않았다. 영업에 종사하여 밤에 교제가 많고, 육체적 정신적으로 위기상태는 아니더라도 업무상 스트레스가 많았다. 상사, 동료, 부하 그리고 가족에게서 도움은 충분히 받을 수 있다.

그림 1-2 46세 남성의 나이에 따른 체형의 변화

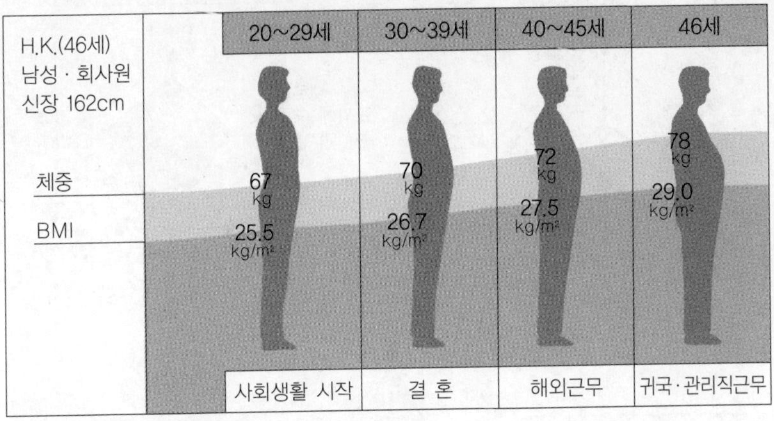

H.K.(46세) 남성 · 회사원 신장 162cm	20~29세	30~39세	40~45세	46세
체중	67 kg	70 kg	72 kg	78 kg 29.0 kg/m²
BMI	25.5 kg/m²	26.7 kg/m²	27.5 kg/m²	
	사회생활 시작	결 혼	해외근무	귀국 · 관리직근무

시간의 경과에 따른 체중의 변화를 살펴보면(그림 1-2), 사회생활을 시작했을 때는 BMI(Body Mass Index/체질량지수)가 25.5로 약간 살 찐 상태였으나[체질량지수=체중kg÷(신장m)², 정상은 22이하] 결혼 후에 체중이 3kg 증가했다. 결혼 후 체중이 증가한 것은, 특히 전업주부가 많았던 시대에는 흔히 볼 수 있는 현상으로 하루 4식이 원인이다. 그 후 단신으로 해외에 부임했던 시절에는 식사관리를 못하게 되어 체중이 2kg 증가해서 귀국했다. 귀국 후에는 관리직에 근무했는데, 밤에 일 때문에 교제하는 일이 빈번해 집에서 저녁을 먹을 기회가 극단적으로 줄었고 체중은 6kg이나 증가했다.

이 상태에서 신체적인 문제점들은 다음과 같다.

①고혈압, ②비만, ③흡연, ④과음, ⑤간 장애(지방간) ⑥고지혈증(고콜레스테롤 혈증), ⑦고요산혈증, ⑧건강에 대해 별 관심이 없음.

이러한 사례에서는 우선 생활지도가 주체가 된다. 생활습관검사의 결과를 보면(그림 1-3), 식생활에서 염분과 당분은 별 문제가 없

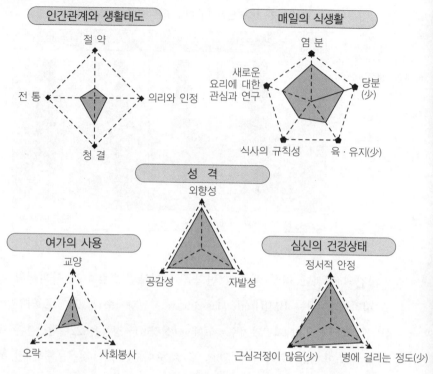

그림 1-3 LPC식 생활습관검사의 성적

인간관계와 식습관, 여가 사용에 문제가 있다. 반면, 행동력이 우수하고 심신의 건강상태
는 안정적이다.

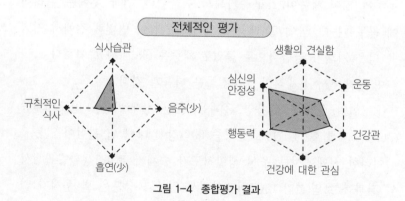

그림 1-4 종합평가 결과

으나 육·유지의 섭취가 많고 식사가 불규칙하며 요리에 대한 관심이 낮음을 알 수 있다. 불규칙한 식사는 매우 중요한 요인으로 생활습관병에서 종종 공통적으로 보이는 좋지 않은 식습관이다. 육류와 유지의 섭취가 많다는 것은 높은 열량을 섭취하고 있다는 것이며 이는 비만의 중요한 원인이다. 요리에 대한 관심이 낮다는 것은 건강에 대한 관심이 낮다는 것과 통한다.

또한 여가사용에 문제가 있었다. 오직 일에만 전념하여 생활에 여유가 없었던 것이다. 그러나 심리·정신적으로는 매우 안정되어 있었다. 생활행동은 자발성, 외향성, 공감성이 높고 매우 활발하며, 기력이나 의욕이 넘치는 생활패턴이다. 인간관계나 기호품을 섭취하는 방법(음주, 흡연), 식습관(고지방식, 불규칙한 식사)에도 문제가 있었고, 운동이 부족했으며, 생활이 견실하지 못하고, 건강에 대한 관심이 별로 없었다는 점 등으로 요약할 수 있다.(그림 1-4)

이러한 생활배경을 알게 되면, 타성적인 건강교육은 통하지 않으리란 것이 분명해 진다. 연령이나 회사 내의 역할로 보아 생활습관병에 대한 이해를 구하더라도 성공여부가 의심스럽다. 이 사례에서는 가족 전체의 지원을 받는 전략적인 접근을 시도하여 식습관의 개선, 흡연이나 음주의 제한, 여가활용, 여유 있는 생활을 지도하여 감량, 강압에 단기적으로 성공을 거두었다. 그러나 실제적으로는 이 상태를 장기간 유지하는 것이 가장 중요하다.

목표는 무엇인가

그러면 다시 원점으로 돌아가 무엇이 목표인지 생각해 보자. 현 시점에서 질병구조를 살펴보면 수명을 단축하거나 신체에 장애를 초래하여 생활상 현저한 장애가 있는 질환만 남겨져 있고 치유할 질병은 거의 없어졌다. 따라서 이제까지 진단과 치료를 담당했던 의사의 역할 중 특히 치료 면에서는 종래의 치유(cure)에서 돌보아 주고 지지해 주는 의료(care)로 변하게 되었다. 의료를 받는 쪽에서 도 충분한 정보를 제공받고 동의하는 것을 기반으로 하여 보다 윤 택한 삶을 위한 케어를 받는 위치에 있다는 것을 이해해야 한다.

그러기 위해서는 ①과학으로서의 의학과 의료의 한계를 안다, ②항상 필요하고 충분한 정보를 얻기 위해 노력한다, ③무엇이 자 신의 문제인지를 이해한다, ④문제 해결의 절차를 안다, ⑤가장 효 과적인 해결방법을 모색한다, ⑥이를 지속적으로 실천한다, ⑦이것 으로 무엇이 어떻게 변했는지를 안다. 그리고 마지막으로 ⑧같은 문제를 가지고 있는 가까운 사람들에게 과학적으로 스스로 익힌 생활의 지혜와 정보를 전해줄 수 있다면, 바람직하지 못한 생활습 관 때문에 초래되고 조장되는 생활습관병은 효과적으로 지연시킬 수 있을 것이다.

생활습관병은 감염증에 사용되는 백신효과 같은 예방법이 없다. 그러나 완전히 피할 수는 없다손치더라도 질병의 진행을 늦추고 증상을 완화할 수는 있다. 아마도 생활습관병의 완화가 수명을 연 장시키지는 못할 것이다. 이는 현재 한계에 가까울 정도로 충분히 수명이 연장되었기 때문이다. 하지만 분명히 기대할 수 있는 것은 신체의 장애로 생활의 질에 문제가 있는 시간은 단축된다는 점이다.

미국의 100세 이상의 최고령자에 관한 연구를 보면, 이들은 사망할 때까지 평균적으로 4년 전부터 컨디션에 이상이 생겨 생활하는 데 지장이 있었다고 한다. 이 점에서 심신에 장애가 생기는 기간을 인생의 4%에 그치도록 단축하는 것이 우리가 당면한 케어의 목표가 아닐까 한다. 활동적으로 살 수 있는 남겨진 시간을 어떻게 보다 윤택하게 지낼 것인가 하는 것이 우리들에게 주어진 과제라면 자손에게 바람직한 역할모델을 보여주려는 스스로의 노력이 필요할 것이다. 이것은 신에게 원하는 것이 아닌 자기 자신이 만들어 가는 노후 설계도이다.

본태성 고혈압은 수명을 단축시키는 중요한 생활습관병 중 하나이다. 본태성 고혈압은 치유를 바랄 수 없는데 그렇다면 어떤 대응책과 선택이 있을까? 혈압을 재보니 높아서 약을 먹고, 약을 먹어도 지시한 대로 먹지 않는다거나 나쁜 생활습관은 아무 것도 고치지 못한 이제까지의 방법으로는 효과가 있을 리 없다. 보다 효과적이고 효율적이며 안전하고 경제적인 방법을 연구하지 않는 한 문제는 해결되지 않는다. 그러기 위해서는 '질 높은 의료'에 관심을 갖고, 어떻게 해야 질 높은 의료가 가능해 지는지 진지하게 생각해 봐야 할 것이다. 그러면 과연 질 높은 의료란 무엇일까? 다음 장에서는 종합 케어시대의 의료의 현주소를 살펴보기로 하자.

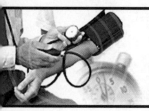

제2장 | **새로운 시대의 케어**

질 높은 의료를 위해

21세기에 들어오면서 의료에는 새로운 전개가 요구되고 있다. 그것은 통합된 의료(integrated health care)라는 것으로, 의료의 유효성, 안정성, 경제성이 키워드이다. 이를 위해서는, 일상의 진료에서 필요한 정보와 적합한 의료를 제공하기 위해 의사가 어떻게 환자와 그 가족들과 대화를 나눌 것인가가 중요한 포인트가 된다.

의사가 진료의 목적 등을 환자에게 충분히 설명해 동의를 얻고 나서 치료를 진행시키는 것, 즉 설명, 납득, 동의를 바탕으로 하는 의료는 의사가 먼저 의료의 기회를 준비하고 의료를 받는 쪽에서는 그에 상응하는 행동을 함으로써 비로소 성립된다. 그러면 어떻게 매일 있는 진찰을 의미 있는 시간이 되게 할 수 있을까.

4반세기 동안에 의학은 많은 분야에서 급속한 진보를 이루었다. 그 결과로 급성 감염증은 물론 만성 감염증도 점차 극복되었다.

현대에는 만성인 소위 생활습관병이라고 하는 고혈압, 고지혈증, 당뇨병 등으로 진단되면 평생 이것을 안고 살아야 한다는 식으로 질병의 구조도 현저하게 변화했다. 또 고령자의 증가라는 인구구조의 변화에 따라 고령자 특유의 여러 질환도 많아지게 되었다. 이러한 사회적 수요의 변화에 맞추어 의료의 현재 모습도 변하게 된 것이다.

그 중에서도 중요시되는 것이 외래 의료이다. 만성질환자들이나 고령 환자들은 앞으로는 입원해서 치료하는 의료가 아닌 생활 속에서 치료를 계속하는 일이 많아질 것이다. 의료의 형태와 모습은 바뀌어가고 있다. 그런데 실제로 의사들은 이 현상을 어떻게 받아들이고 있을까? 이제까지처럼 충분한 설명도 없이, 단지 검사하고 약을 처방하는 일방통행 식으로는 의료가 성립될 수 없다. 오늘날에 환자들이 의료의 질을 합리적으로 평가할 수 있게 된 것은 정보화 시대의 자연스러운 추세라고도 할 수 있다.

분명히 많은 의사들은 사회적 수요의 변화에 따라 매일매일 진료 현장에서 많은 노력을 하고 있을 것이다. 그러나 아무리 새로운 의료지식을 도입하고, 최신 의료기구를 갖추고 진단과 치료의 질을 향상시키기 위해 노력했다더라도, 의료를 받는 사람들은 그것만으로 만족하지 못한다. 신체에 생긴 기능 이상에 대해 원인요법이나 대증요법을 통해 회복시키는 행위를 개입행위(intervention)라고 한다. 이것은 생활습관의 수정, 약물요법, 수술요법 등을 총칭하는 의료행위인데 이것만으로도 치료는 이루어질 수 없다.

지금 요구되는 것은 병에 걸린 사람들을 생활의 모든 면에서 돌보아 주는 행위인 간호(nursing), 사회복귀를 위해 심신의 기능을 회복시킬 목적으로 이학요법사(理學療法士)나 작업요법사(作業療法士)가 행하는 회복훈련, 사회 복지사에 의한 사회생활의 조정, 임상검사, 복약, 영양지도, 심리 카운슬링 등 모든 의료진들이 함께 함으로써 성립되는 통합의료이다. 더 나아가 이와 마찬가지, 아니 그 이상으로 치료를 받는 환자나 그들을 돕는 가족, 친구, 이웃들로부터 치료에 대한 깊은 이해를 구하고 본인 스스로도 치료에 대한 강한 의욕이 있어야 비로소 좋은 결과를 기대할 수 있다.

이것이 팀 의료이다. 팀은 결코 의료진들로만 구성되지 못한다. 이 팀은 상의하달 식의 종적 지배구조로는 성립될 수 없는 것이다. 키를 잡는다는 것은 의사라는 전통적인 고정관념으로는 이 평면적인 팀 구조가 효과적으로 제 기능을 발휘하지 못한다. 전체가 효과적으로 기능하려면 이 팀 전체를 조정하는 코디네이터의 역할이 필요하다. 이를 위해서는 케어의 질을 떨어뜨리지 않고 계속해서 케어의 질적 향상을 도모하는, 효과적이고 안전하며 경제적인 의료를 추진해야 할 것이다.

현재 미국에서는 전문적인 교육을 받고 많은 경험을 쌓은 유능한 임상 너스 전문가(clinical nurse specialist) 중에서도 또 선택된 케어매니저들이 그 역할을 효과적으로 수행하고 있다. 실제로 이러한 시스템하에서 고도로 전문화된 의사들이 꼭 상위 레벨에서 의료관리에 종사하는 것은 아니다. 사회적인 수요 면에서 효과적인 치료를 위해서는 실제 생활 속에서 구체적인 지도가 필요한 것이다. 이제는 의사만으로 질 높은 의료가 성립된다는 시나리오는 없다.

이렇게 보면 이제까지 의사가 폭넓게 관여하지 못했던 부분에 환자를 행복하게 할 수 있는 무엇인가가 존재할 것이라 생각된다.

20세기는 자연과학이 고도로 발달한 시대로 의학은 이를 대표하는 분야의 하나였다. 그러면 발달된 진단과 치료로 환자들은 어느 정도 구제를 받고 있을까?

1976년 뉴잉글랜드 의학 잡지(New England Journal of Medicine)의 주간이었던 인겔핑거(Ingelfinger)는 「의사는 과연 병을 고치고 있는가?」라는 제목의 글을 발표했다. 거기서 그는 자신의 풍부한 임상경험들을 분석한 결과 병을 고치기 위해 의사가 관여하는 부분이 일반적으로 생각하는 만큼 크지 않다고 했다. 그는 그 논문에서 대략 11%는 의사가 고친다고 하더라도 9%는 오히려 의사의 개입으로 악화되었다고 했다. 더 중요한 것은 80%가 의사가 관여하든 하지 않든 간에 결과에는 변함이 없었다고까지 말하고 있다. 앞으로 얼마나 의학이 발달할지는 몰라도 그 11%를 20%까지 높이진 못할 것이다. 당시 인겔핑거가 말한 것은 21세기가 된 오늘날에도 크게 달라지지 않았다. 의사의 개입으로 좋아지는 경우가 조금 늘었다고는 하지만 그에 따르는 위험부담도 커졌다는 점을 고려하면 11%라는 수치를 유지하는 것조차도 어려울지 모른다.

그러면 어떻게 하면 환자들을 보다 행복하게 해 줄 수 있을까? 새로운 시대의 의료에서 요구되는 것은 이제까지 의사가 효과적으로 관여하지 못했던 나머지 80% 부분에 눈을 돌리는 것이다. 치유될 수 없는 병을 가지고 있는 환자들과 대면했을 때 사회적, 정신적, 심리적인 측면과 아울러 종합적인 대응이 필요한 것이다. 결국, 환자들이 가지고 있는 건강상의 문제를 잘 이해해서 신체적인 결함이 있어도 생활을 충실하게 할 수 있게 하는 과정에서 의사의 힘이 필요한 것이다.

어떤 연구가 있는가

의사는 구체적으로 어떻게 그 역할을 다 할 수 있을 것인가? 우선, 적절한 시기에 적절한 정보를 환자들에게 전달하는 것이 중요하다. 또한 받아들이는 쪽에서는 그것을 제대로 이해할 필요가 있다.

현재의 질병구조를 보면 악성종양(암)으로 사망하는 사람이 가장 많아 전체의 3분의 1을 차지하며, 고령화될수록 그 발병률이 높아진다. 그러나 현재 악성종양에 대해 유효한 치료법은 예방을 포함하여 매우 한정되어 있다. 나머지 3분의 2는 동맥경화를 주체로 하는 혈관의 변성(變性/최근에는 염증도 관여한다고 생각되고 있지만) 질환이 차지하고 있다. 인생의 말기에는 감염에 의한 사망이 주요 부분을 차지한다. 이것이 수명의 한계이다. 컵이나 도자기 등·식기의 수명에 비유하면 어떤 시기가 되면 깨지는 것처럼 90세 이상이 되면 아주 사소한 계기에 의해서도 자연적으로 생명이 다하게 된다.

이러한 자연적인 경과속에서 무리한 변화가 아닌 마지막까지의 기간을 더 충실하게 생활할 수 있도록 하는 건강관리가 중시되고 있다. 고령이 되면 누구든지 어떤 형태이건 간에 건강에 장애가 생긴다. 그 기간을 어떻게 단축할 것인가 그리고 장애가 있더라도 어떻게 불편 없이 생활할 수 있을 것인가 하는 것이 의료의 목표일 것이다.

그러기 위해서는 의사가 환자로부터 여러 가지 정보를 얻어 목적에 맞는 치료를 하거나 생활에서의 지침을 제시해 주어야 한다. 환자와 환자 주변사람들은 이러한 것을 충분히 이해하고 건강한 상태를 오랫동안 유지할 수 있도록 노력하는 의료체계가 구축되어야 할 것이다. 환자 측에서도 의사에게만 매달릴 것이 아니라 적극적으로 의료에 참여해야 한다.

의사가 환자에게 주는 정보에는, 예를 들어 고혈압일 경우에 진찰이나 검사를 포함한 진단과정, 치료계획, 실시계획, 효과평가, 경과관찰 등에 관한 설명 등이 있다. 환자들이 이런 설명을 잘 이해하고 납득하고 동의한 후에 의료행위가 시작되는 것이다. 의사는 환자에 관련되면서 적절한 시기에 적절한 정보를 주고, 계속해서 환자의 행동을 살피는 입장에 있으며, 건강의 유지증진을 위해 환자와 공동작업을 해야 할 것이다.

이러한 케어에서 의사가 모든 것을 완벽하게 한다면 그 의료행위는 곧 파탄을 맞게 될 것이다. 의사 본연의 주요업무인 진단은 등한시하게 되어 최신 지식과 기술을 바탕으로 한 치료를 할 수 없게 되기 때문이다. 의료에 있어서 많은 역할은 다른 의료 관계자들과 분담해야 할 것이다. 이러한 맥락에서 일상의 외래 진료시, 의사와 간호사가 협력하는 장면을 인용한다.

사 례

환자 A는 65세의 여성이다. 건강진단을 받고 고혈압이라는 것을 알게 되어 진찰을 받으러 왔다. 진찰을 받은 후 의사와 환자의 대화이다. 간호사도 함께 있다.

● **의사와 환자의 대화**

의 사 : 혈압이 분명히 높기 때문에 이제부터 심전도, 흉부 엑스

레이 사진, 혈액, 요 검사를 하겠습니다. 고혈압의 비중과 원인을 알기 위해 필요한 검사예요. 1주일 후에 검사결과가 나오니까 그때 다시 오세요.

환　자 : 감사합니다. 잘 부탁드려요.

간호사 : 이쪽으로 오세요. 좀더 자세히 설명해 드릴 게요.

● 간호사와 환자의 대화

간호사 : 오늘 진찰해 주신 분은 다카하시 선생님이고, 저는 간호사 사토오예요. 진찰실에서 지금 선생님께서 말씀하신 부분은 전부 이해하셨나요?

환　자 : 죄송하지만 지금 다시 생각해보니 잘 모르겠네요. 좀더 자세히 설명해 주실래요?

간호사 : 선생님께서 잰 혈압은 160/92mmHg로 조금 높게 나왔지만 혈압은 한 번 측정해서 정말 높은지 판단할 수 없어요. 그래서 1주일 뒤 다시 측정하는 것이죠.

환　자 : 높은 혈압을 1주일씩이나 그대로 둬도 괜찮나요?

간호사 : 네, 걱정하지 않으셔도 돼요. 진찰결과 눈의 혈관에 위험한 징후가 없었고, 심장에 부담이 가고 있다는 소견도 없으니 괜찮아요. 그것보다 혈압이 높으면 어느 정도 높은지, 원인이 무엇인지, 얼마나 중증인지 하는 것을 잘 검사하지 않으면 오랫동안 치료를 계속할 수 없어요.

환　자 : 그럼 지금부터 받을 검사가 그걸 알기 위한 것인가 보군요.

간호사 : 네. 그런데 1주일 후에 검사 받으러 오실 수 있으시죠?

환　자 : 실은 1주일 후에 여행을 갈 참이었는데 취소할까요?

간호사 : 어떤 여행인데요?

환　자 : 친한 친구 셋이서 1년에 한 번 1박 2일로 여행을 하는 모임이 있어요. 이번에는 하코네에 가기로 했죠. 내가 손꼽아 기다리던 여행인데…….

간호사 : 그럼 선생님께 여쭈어 봐 드릴 게요. 선생님이 괜찮다고 하면 2주 후에 진찰하러 오시면 돼요. 다른 궁금한 점은 없으신가요?

환　자 : 네, 잘 알았어요. 평상시 주의할 점은 없나요?

간호사 : 고혈압인 경우에는 식염을 제한하고, 약간 비만인 사람은 체중을 줄이기 위해 식사요법을 실시해요. 그러면 현재 식사내용을 적어오세요. 이 조사표의 설명을 잘 읽고 3일동안 식사내용을 적어 다음에 오실 때 가져오세요. 그럼 오늘 검사순서를 설명해 드릴 게요.

이렇게 하면 짧은 진료시간 내에도 충분한 커뮤니케이션을 할 수 있게 되어 의료를 받는 사람뿐 아니라 주는 쪽에서도 만족감을 얻을 수 있다.

의사는 일반적으로 교육자로서 육성되지 못했다든가 사회성이 결여되어 있다는 인식이 있다(사회에서 자주 지적되는 점이다). 그래서 의사 이외의 스태프들이 환자의 내면문제에 쉽게 접근하는 경우도 있다. 의사와 환자가 이야기 할 때 환자에게 의사가 말한 것을 어느 정도 이해하고 있는지 물어보면, 솔직히 거의 대부분은 이해하지 못하고 있다. 환자 쪽에도 물론 문제가 있겠지만 대부분은 의사의 책임이다. 우선 사용하는 용어가 적절하지 않다. 의사 자신은 눈치채지 못할지 모르나 많은 환자들은 만족할 만한 설명을 해 주지 않는다, 묻고는 싶지만 묻기 어려운 분위기 때문에 못 물어본다는 등 의사와의 커뮤니케이션에 불만을 품고 있다. 요새 건강교육이 다양한 형태로 실시되고 있는데, 의료자 측에서는 좋다고 여기는 것이 받아들이는 쪽에게는 별로 만족스럽지 못한 경우가 많다고 한다. 이는 학교교육처럼 일방적으로 교단에서 가르치는 식으로 계속하기 때문이다.

건강교육이 학교교육과 크게 다른 점이 두 가지 있다. 하나는 학교교육에서는 앞으로 사회생활을 하면서 도움이 될 기초적인 지식을 가르치는 데 반해 건강교육은 당장 내일부터 도움이 되어야 한다는 것이다. 다른 하나는 건강교육은 환자들의 수요에 부합되는 문제에 대해 이루어져야 한다는 점이다. 예전에는 환자들의 검사나 의약, 식사나 운동에 대한 관심과 지식수준이 낮고 부족했다. 그러나 요즘은 교육정도가 높은 환자들도 많다. 의사가 환자에게 정보를 제공할 때는 환자의 수준과 무엇을 요구하는지를 파악하고 또 환자가 무엇을 알고 싶어하는지 충분히 살핀 후에 필요한 정보를 효과적으로 전달해야 한다.

그러나 짧은 시간 내에 그 모든 것을 하기란 불가능한 일이다. 하지만 몇 가지 방법을 연구해 볼 수 있을 것이다. 예를 들면 진찰을 왔을 때 환자가 호소하고 싶은 것, 알고싶은 것을 미리 정리해 놓는 것이다. 편지지 10장에 마음을 털어놓는 식이 아니라 조목별로 요약한 것이 훨씬 유용하다. 쓰지는 않더라도, 처음 접촉하게 되는 사람(간호사)이 그런 점에서 정보를 얻어 두면 그 이후의 커뮤니케이션이 매우 원활해진다. 의사는 문진, 진찰, 검사라는 진료 스타일이 정해져 있는 탓에 그 이외의 것을 할 만한 시간적인 여유가 없다. 이때 함께 일하는 다른 사람이 필요한 정보를 사전에 환자에게 물어 기록해 두면 의사가 판단할 때 많은 도움을 준다. 앞으로 이런 팀 의료는 매우 중요시될 것이다.

나는 실제로 라이프플래닝센터(LPC)의 클리닉에서 진찰을 하며 하루 50명 정도의 환자들과 만나고 있다. 그 중에는 중증인 사람도 있고 어떤 병에 새로 걸린 사람이 있는가 하면 오래된 지병으로 고생하는 사람도 있다. 특히 새로 온 환자의 경우는 최초의 견해가 잘못되면 큰일 나므로 아무래도 시간이 많이 소요된다. 이런 바쁜 와중에 처방을 쓰거나 검사에 대해 환자들에게 시간을 들여 설명한다는 것은 거의 불가능하다. 내 경우에는 환자들에게 간략한 설명을 포함한 일련의 진찰을 마친 후에 간호사를 불러 요점을 설명하고 다음 세세한 절차는 모두 간호사에게 일임하고 있다.

그때 간호사는 의사가 설명한 것을 다시 한 번 알기쉽게 설명해 준다. 진찰실에서 나온 환자에게 의사가 말한 것을 어느 정도 이해했는지 물어보면 대부분이 이해를 못하고 있음을 알 수 있다. 이것은 한꺼번에 많은 정보가 어려운 말로 주어지기 때문에 생기는 혼란이다. 그래서 간호사가 알기쉽게 다시 정보를 정리해 주면 이해가 훨씬 잘될 것이다. LPC에서는 의사와 간호사의 역할에 명확한 한계선이 없다. 서로 각자의 능력 범위 내에서 도와주고 있는데, 의사가 간호사에게 도움을 받는 경우가 많다. 우리가 다루는 질환은 고혈압, 당뇨병, 허혈성 심질환 등을 포함하는 동맥경화 등 대부분이 정해져 있다. 오랫동안 함께 일하다보면 별도로 지침을 정하지 않아도 요점만 말하면 간호사가 초기검사나 생활지도를 포함하여 교육계획을 세우고 관리하는 코디네이터의 역할을 충분히 해

준다. 이처럼 의사, 간호사, 환자가 각각의 능력을 함께 발휘하면 좋은 결과를 얻을 수 있다. 이를 위해서는 환자 쪽에서도 그에 못지않은 연구를 할 필요가 있을 것이다.

외래의료에서의 커뮤니케이션

앞으로 의료의 중심은 입원에서 외래 또는 재택으로 변해갈 것이다. 어떤 의료에서나 커뮤니케이션은 매우 중요하다. 여기서는 외래 의료에서의 커뮤니케이션에 대해 살펴보자.

환자와 대화를 할 필요성은 어느 의사나 절실히 실감하고 있지만 바쁜 일상의 외래진료에서는 시간이 턱없이 부족한 것이 실상이다. 그러나 의사의 일방적인 의료에 부작용이 생기고 있는 오늘날에는 환자와의 보다 나은 커뮤니케이션을 위한 다양한 연구가 진행되고 있다.

기다리는 시간을 이용한 진료

진찰이 점차 예약제로 바뀌기는 했지만 여간해서는 예약한 시간에 진료를 받지 못하는 것이 보통이다. 환자들이 진찰하러 온 시점부터 진료가 시작되는 것이 이상적이지만, 이를 위해서는 연구가 필요하다. 의사소통의 첫걸음은 진찰을 받는 사람의 이름을 외우는 것이다. 긴급한 경우나 어떤 특별한 일로 인해 인상에 남는 경우를 제외하면, 처음 온 환자가 다시 1~2주 후에 진찰을 받으러 왔을 때 이름만 보고 곧 상황을 파악하기는 어렵다. 또 1~2주 전에 병의 상태를 어떻게 파악했었는지 파악하는 데도 어느 정도 시간이 걸린다. 그래서 새로운 환자가 많아지면 진료 시간도 더 길어질 수밖에 없다.

나는 초진시 진료기록을 작성할 때 꼭 내가 어떻게 판단했는지 평가란에 메모한다. 예를 들면 흉통을 호소하며 진찰을 받으러 온 환자의 경우에 협심증의 가능성이 높은지 낮은지를 평가하여 메모해 두면 상황인식이 빨라진다. 그래서 1주일 후에 새롭게 눈앞에 제시된 정보에 대해 보다 정확한 판단을 내릴 수 있게 된다. 이렇게 시간의 지체를 최대한 막는 일은 경험이 풍부한 의사일수록 능숙하게 하고 있다지만 어떤 의료기관이나 기다리는 시간이 길어져 생기는 문제점들은 끊이지 않고 있다. 이러한 이유로 진찰을 받으러 온 사람의 이름과 증상을 기억하게 되는 것은 대략 세 번째 이후의 방문부터이다.

미국에서는 환자가 진찰실로 들어가면 의사는 먼저 악수를 하고 인사를 교환한다. 이름을 확인하는 것은 꼭 필요한 절차로 동명뿐만 아니라 자기를 부른 것으로 알고 엉뚱한 사람이 들어오는 일이 빈번하기 때문이다. 그러면 간호사는 어떤 역할을 할까? 보통 의료기관의 외래에서는 간호사가 환자의 문제에 깊이 관여하지 않으므로 의사만큼 환자를 알지 못한다.

LPC에서 내가 진찰을 할 경우에는 모든 환자를 우선 그날의 담당 간호사가 문진을 하고 곧 할 수 있는 필요한 검사를 먼저 하기 때문에 기다리는 시간의 문제를 어느 정도 완화하고 있다. 기다리는 동안 간호사가 진료시간이 길어지는 이유를 환자들에게 설명해 주거나 진료에 관련된 건강교육에 관한 자료를 미리 나누어 주어 읽게 하는 등의 배려를 하면 진찰에 대한 만족도를 높일 수 있다.

의료내용은 대응방법에 따라 변한다

의사가 짧은 시간에 모든 정보를 파악해서 환자에게 설명하는 일은 매우 힘겹고 스트레스가 쌓이는 일이다. 그래서 환자의 특징에 관해서나 문제의 핵심에 관해 간호사가 조언해 주는 것만으로도 큰 도움이 된다. 예를 들면 '이 환자에게 당면한 가장 중요한 문제는 본인이 구조조정의 대상이 될지도 모른다는 것이다' 라는 코멘트가 있으면 의사도 그것을 염두에 두고 진찰을 할 수 있다. 의사와 간호사는 접근 방법에 차이가 있으므로 당연한 것이기도 하다.

신체적, 심리적, 사회적인 측면으로 나누어 보면 의사의 관심은 주로 신체적인 면에 있고 간호사는 나머지에 관심을 가진다.

의사의 신체적인 측면에 대한 접근에 있어서도 대응방법 자체에 이미 많은 문제점들이 지적되고 있다. 어느 정도 문제를 깊이 생각하는지에 따라 대응방법은 크게 달라진다. 일례로 중년 여성이 가슴이 아프다면, 흉통을 호소하는 환자라 생각하고 초진시 진료록에 간단하게 두세 줄로 기재한다. 상세하게 증상을 기록하지도 않고 기존 병력, 가족 병력, 흡연의 유무 등에 대한 정보도 거의 없으며 직업조차도 확인하지 않고 있다. 또 진찰소견은 거의 기록하지 않는 대신 심전도, 흉부 엑스레이검사, 심장 초음파검사, 운동부하시험, 혈액검사, 요 검사 등등 산더미처럼 일련의 검사에 대한 지시를 내리는데, 특히 젊은 순환기 전문의들이 이렇게 많이 한다.

순환기과를 찾았던 어떤 환자가 1주일 후 여러 가지 검사를 받은 다음에 우리 병원을 찾아온 일이 있다. 경험이 풍부한 의사가 문진을 한다면 아래와 같을 것이다.

의 사 : 언제부터 아팠습니까?

환 자 : 2주일 전부터요.

의 사 : 어떻게 아픈가요?

환 자 : 몸을 움직일 때요. 특히, 눕거나 일어날 때 아픕니다.

의 사 : 최근 무거운 물건을 들거나 어떤 일로 팔이나 어깨에 무리를 가한 적은. 없었나요?

환 자 : 아, 그러고 보니 있네요. 전 슈퍼 카운터에서 일하는데 최근 일손이 모자라 무거운 물건을 운반한 적이 있었어요. 손이 부을 정도로 아팠죠.

이 환자가 순환기과를 찾아갔다는 자체가 어쩔 수 없는 의료의 현실일 것이다. 극단적인 경우지만 이처럼 익숙하지 않은 일을 해서 생긴 단순한 근육통을 가지고 불필요한 검사를 수없이 한 결과 환자에게 불안감을 심어 준, 전혀 효과가 없고 해롭고 비경제적이고 비인간적인 의료는 절대적으로 배제되어야 한다.

좋은 정보를 얻으려면 환자에게 이야기해 달라고 해야 하는데 그러려면 의사에게 충분하고 폭넓은 지식과 경험이 있어야 한다. 문진의 기술은 오랜 기간에 걸쳐 길러지며 결코 끝이 없다. 항상 기술을 배운다는 자세로 임하지 않는다면 향상되지 않는다. 처음에는 매우 일반적인 이야기부터 시작한다. 어느 정도 이야기를 나누고 나서 환자가 가지고 있는 특정한 문제에 대해 심도 있게 물어본다. 이런 식으로 정보를 수집하고 마지막에는 꼭 요약을 한다. 즉 "당신이 지금까지 말씀하신 것을 정리하면 결국 이런 것이군요"라는 식으로 확인한다. 그리고 "더 추가할 것이나 정정할 것은 없나요?"라고 매듭을 지으면 된다. 이렇게 하면 환자는 자신의 문제는 과연 지금 선생님이 말한 것이 다인지 생각해 보게 되고 부족한 점을 추가하면 확실한 정보가 완성된다. 따라서 우수한 문진은 의사가 환자가 정정하지 않게 요약을 하는 것이다. 그래도 빠지는 정보가 있는데 이는 의사가 묻지 않았기 때문이다.

일례로 체중이 점점 준다고 해서 처음에 악성질환이라고 여겨 핵심에서 벗어난 많은 검사를 한 결과 아무런 이상도 발견되지 않은 경우가 있다. 결국, "식욕은 있나요?"하고 물어서 "식욕은 있는데 점점 체중이 줄어요. 몸이 나른하고 늘 피곤하고 땀도 많이 납니다"라는 대화를 했으면, 갑상선기능항진증일 가능성을 의심해 볼 수 있다.

이 경우에 갑상선이 부어 있으면 바로 알 수 있지만 갑상선에 염증이나 종기로 피부가 부어오르는 현상이 없는 경우도 있다. 이런 함정은 셀 수 없이 많다. 간호사가 혈압을 재니 맥이 빠르고 체중감소가 있어 갑상선기능항진증일 수 있다고 의사에게 알려 제대로 진단한 경우도 있으나, 단순하게 치아를 치료해서 식사를 제대로 할 수 없어 몇 개월 만에 8~10kg이나 체중이 준 경우도 있다.

주치간호사

주치의가 있듯이 주치간호사(primary nursing)라는 것도 유용할 것이다. 최근에는 입원환자의 케어를 주로 담당하는 간호사가 정해지는 일이 많은데, 외래 의료에서도 마찬가지라고 할 수 있다. 나는 외래 진료시 처음 온 환자에게는 당일 담당 간호사를 주치간호사로 하고 있다. 이 주치간호사가 인터뷰를 하고 대략의 문제를 파악해서 문제점을 요약해 보고하게 하고 있다. 환자들은 필요한 검사를 먼저 받은 다음 진찰실에 오게 된다.

그 후 환자는 계산하러 수납에 갈 때까지 간호사의 지시에 따라 움직인다. 미국에서는 현재 일반화된 진료체계로, 널스 프랙티셔너(nurse practitioner) 또는 더 고도의 훈련과 경험을 쌓은 클리니컬 널스 스페셜리스트(Clinical Nurse Specialist : CNS)가 의사와 거의 마찬가지로 의료 현장에서 활동하고 있다. 우리도 실질적으로 이와 같이 할 수 있다. 좋은 의료환경에서 이런 경험을 쌓으면 간호사의 임상감각이 점차 세련되고, 의사와 환자로부터 두터운 신뢰가 쌓이면 의료의 현실도 점차 바뀌어 더 한층 의료의 질이 높아질 수 있을 것이다.

정보전달의 연구

LPC에서는 왜 인터뷰에서 서비스를 시작하느냐면 진료를 받는 사람들 대부분이 만성질환을 가지고 있기 때문에 계속 관리하게 되는데, 일단 진단이 확정되고 치료방침이 정해지면 나중에 의사가 관여하는 부분이 비교적 적어지는데, 그 후의 생활지도나 복약 관리는 주치간호사가 중심이 되어 이루어지기 때문이다. 이때 처방의 변화로 생기는 새로운 유해효과나 긴 경과에서 예기치 못했던 사건이 생기는 일도 있다. 그러면 간호사에게 전화로 상담하는 일이 종종 있다. 사소한 것은 그 즉시 간호사가 대처할 수도 있는데 이것을 진료기록에 기록해 두면 의사를 포함한 다른 의료진들에게도 전해지게 된다. 또 간호사가 판단할 수 없거나 긴급을 요하는 경우는 간호사가 주치의에게 연락하여 지시를 받을 수도 있다.

이렇게 전화는 신속한 정보전달 수단으로 현대 의료의 필수품이다. 또 정해진 시간에 전화를 걸어 검사결과를 물어보는 경우도 가끔 있다. 전화는 이렇게 편리하기는 하지만, 의사가 바쁘게 일할 때 예기치 못한 시간을 쓰게 되므로 가능한 한 긴급한 경우나 정해진 시간에만 전화를 하라고 해야할 것이다. 환자들이 급한 문제는 아니지만 꼭 물어보고 싶은 것이 있거나 좀더 상세한 것을 상담하고 싶을 때는 팩스나 이메일을 이용하기도 한다. 전화에 의한 정보전달은 텔레커뮤니케이션, 이메일을 이용한 케어는 이헬스케어(e-heath care)라고 한다. 앞에서 말한 생활습관검사를 컴퓨터 단말기로 환자 자신이 입력하는 방법은 정보전달의 첨단기술을 이용한 새로운 방향에 발맞춘 것이라 하겠다.

환자가 참가하는 의료

환자들이 의료에 직접 참가하면 보다 나은 커뮤니케이션이 이루어짐은 의심할 여지가 없다. 환자 자신이 질병을 잘 이해하지 않으면 앞으로 계속되는 건강관리를 잘할 수 없게 되므로 환자교육은 여기서부터 비롯된다. 어디가 어떻게 안 좋은지, 어떻게 하면 문제를 해결할 수 있는지를 알고 같은 문제를 가지고 있는 다른 사람들에게 조언을 해 줄 수 있으면 환자교육은 성공했다고 할 수 있다. 이렇게 해서 환자를 교사로 육성시키면 보편성 있는 질 높은 의료를 널리 확산시킬 수 있다. 여기에는 다양한 접근방법이 있다. 그 중 하나가 환자가 참여하는 진료기록 작성법인데 매우 효과적이다.

환자는 진료를 받기 전에 미리 말하고 싶은 것을 차례로 정리해 두는 것이 좋다. 인터뷰는 환자가 하고싶은 이야기를 정리한 것을 가지고 시작한다. 이것을 주관적 정보(subjective)라고 하는데 이야기 하는 사람에 따라 달라지는 정보이다. 또한 누가 보더라도 항상 같은 정보를 객관적 정보(objective)라고 하며 진찰소견, 검사소견 등이 이에 해당한다. 이 두 가지를 합한 것을 진단을 위한 평가(assessment)라고 한다. 이 평가 후에는 문제를 해결하기 위해 진단을 위한 검사, 치료, 교육, 경과관찰에 대한 일련의 계획을 세우게 된다. 이러한 것들이 진료기록의 골자를 이루며 이것을 알면 누가 진료기록을 보더라도 의료의 내용을 명확하게 파악할 수 있다. 의료기관에 따라서는 이러한 진료기록을 의료를 담당하고 있는 모든 의료진이 공유하여 누구라도 필요에 따라 보거나 써 넣을 수 있게 하고 있다. 물론, 비밀을 지켜야 한다는 의무사항은 엄중하게 지켜진다. 환자들이 이 진료기록에 참가한다는 발상은 매우 자연스럽게 생긴 것으로 현재 많은 시설에서 적용하고 있다.

환자 자신에게 병상을 기록해 달라고 하는 것은 케어에 크게 도움이 된다. 이 기록 노트를 '프로그레스 노트(progress note)'라고 한다. 장기간 고혈압 등의 만성질환으로 검사를 받고 있는 환자에게 자신의 문제점을 정리해서 써달라고 하면 환자에 대한 의사의 이해가 더 깊어지고 치료에 대한 환자의 자세도 진지해 진다. 서로 이야기 하는 것만으로는 달성할 수 없는 대화 이상의 좋은 효과를 기대할 수 있다.

예를 들면 알레르기성 비염인 어떤 환자는 계절이 바뀔 때마다 악화된다고 예전부터 들어왔다. 벌써 오래된 것이라 별로 기억에 남아있지 않았다. 그런데 환자가 '코가 근질근질하고 상태가 안 좋다'고 프로그레스 노트에 써 오니 지금 복용하고 있는 약 때문일지도 모른다고 알아차리고 처방을 다시 주의깊게 살펴보게 되었다.

그래서 β차단제를 중지하고 안지오텐신 전환효소 억제제로 바꾸니 알레르기성 비염이 좋아졌다. 이처럼 환자가 문제시하면 의사도 그에 대해 적절하게 대응할 수 있다는 것은 일상의 진료에서 흔히 볼 수 있다.

최근에는 의약분업으로 약국에서 적극적으로 복약지도(약을 먹는 방법이나 부작용 등을 설명해 주는 것)를 하게 되었다. 그래서인지 "이 증상은 약 때문이 아닐까요?" 하는 식으로 환자 쪽에서 직접 의료자에게 묻는 경우가 많아졌다. 그러나 그 중에는 이 환자처럼 혈압약과는 관계가 없다고 생각하고 계절의 변화에 따른 늘 앓고 있는 알레르기성 비염 때문이라고 여기는 경우도 많이 있다. 실제로 물어보니 하루에 티슈 한 통을 쓸 정도로 코를 많이 풀었었다고 한다. 그런데 약을 바꾸어 주니 "선생님 덕분에 좋아졌어요. 감사합니다"라는 말을 듣게 되었다. 오히려 황공할 따름이었다.

2~3주 후에 이번에는 "선생님, 요새 기침이 자꾸 나요"라고 호소하는 환자가 찾아왔다. 프로그레스 노트에 기재된 것을 보니, 하루에 네다섯 번 기침을 하는데 대부분은 경미하지만 가끔 연속해서 몇 차례 아주 심하게 기침을 해서 시판되는 기침이 멈추는 약을 복용했다고 기록되어 있었다. 환자는 기침감기에 걸린 것이라

고 생각해서 썼지만 이것은 분명히 안지오텐신 전환효소 억제제의 유해효과이다. 그래서 처방을 바꾸니 기침이 멈췄다고 한다. 프로그레스 노트를 보니 하루에 두세 번 기침을 하긴 하지만 연거푸 계속해서 심하게 기침이 나는 것은 없어졌다고 기록되어 있었다. 이로 미루어 보아 기침이 매우 심했었다는 것을 알 수 있다.

일반적으로 의사가 처방을 할 때 약의 부작용에 대해 잘 설명해 주지 않는 것은 암시를 받기 쉬운 환자에게 말했을 경우에 처방을 할 때 여러 가지 호소를 하기 때문에 진짜 유해효과가 어떤 것인지 판단하기 어렵기 때문이다. 따라서 통상은 간단하게 설명을 해 주고 다른 이상이 있으면 언제라도 전화로 간호사에게 물어보라고 지시하는 데 그친다.

이렇게 의사와의 상호교류를 통해 환자는 약에 대해 여러 가지로 알게 되고 치료에 대해 더 한층 깊은 관심을 갖게 된다. 의사 쪽에서도 환자에게 지금까지 없었던 다른 증상이 생기면 기재해 달라고 하여 혈압이나 맥박의 변화는 어떤지 그밖에 체온변화 등 환자가 간단히 체크할 수 있는 객관적인 소견도 기재해 달라고 하고 있다. 그리고 이들의 변화에 따른 대응과 자신의 평가와 행동 등을 기록하게 하여 환자의 사고방식과 행동방식을 이해하려 하고 있다. 이러한 과정을 거치면서 의료의 질은 더 향상되는 것이다.

이상에서 여러 가지를 살펴보았다. 의료의 질을 높이기 위해서는 의료를 받는 쪽의 강한 발언이 필요하다. 모든 것은 정당한 비판을 통해 그 질이 높아지기 때문이다. 의료도 예외는 아니다. 의료진들은 항상 질 높은 의료를 공급하는 것을 목표로 하고 있으나 질적인 향상을 위해서는 의료를 받는 쪽에서도 건설적인 비판과

제언을 해야 할 것이다.

고혈압의 진단과 치료에 관한 지침은 오늘날 간신히 합의점을 찾아서 일반적으로 공통되고 일관성 있는 이론을 대중에게 전달할 수 있게 되었다. 그러면 이제 본론으로 들어가 다음 장에서 본태성 고혈압의 실상에 대해 살펴보기로 하자.

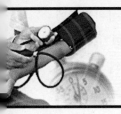

먼저, 고혈압의 대부분을 차지하는 본태성 고혈압에 대해 살펴보자. 본태성 고혈압은 원인이 정해져 있지 않다. 그렇다면 신체적인 문제를 어떻게 파악하고 어떻게 해결할 것인가. 고혈압을 진단할 때 가장 중요한 것은 ①정말 혈압이 높은 것인가. 높다면, 어느 정도 높은가. ②원인은 무엇인가. ③어느 정도 중증인가 하는 것이다.

혈압이 높다는 것은 어떻게 판단하는가

고혈압의 판단기준은 어느 정도의 혈압 레벨을 말하는 것일까? 1997년에는 미국합동위원회에서, 1999년에는 WHO와 국제고혈압학회가 공동으로, 또 2000년에는 일본고혈압학회의 고혈압치료가

표 3-1 성인 혈압의 분류

구 분	수축기 혈압 (mmHg)		확장기 혈압 (mmHg)
적정혈압	< 120	과	< 80
정상혈압	< 130	과	< 85
높은 정상혈압	130~139	또는	85~89
경증 고혈압	140~159	또는	90~99
중등증 고혈압	160~179	또는	100~109
중증 고혈압	≧ 180	또는	≧ 110
수축기 고혈압	≧ 140	과	< 90

(일본고혈압학회 2000년 지침)

이드라인작성위원회에서 각기 판단기준을 제시하고 있다. 이들의 견해는 대부분 일치한다는 점에서 21세기 초인 현 시점부터 앞으로 한동안은 표 3-1에서 제시하는 수치가 사용될 것이다.

여기서 보면 좀 이상하게 생각될지 모르지만, 정상혈압은 수축기압(최고혈압)이 120~130mmHg, 그리고 확장기압(최저혈압)이 80~85mmHg로 되어 있고, 적정혈압은 수축기압 120mmHg미만 확장기압 80mmHg미만이라고 되어 있다. 이는 일반인들을 대상으로 한 경우에 혈압의 분포곡선은 정규분포라고 해서 좌우대칭인 넓은 산모양이며 그 중앙의 대부분을 차지하는 부분을 정상범위로 간주한다. 혈압이 높은 것과 고혈압에 관련된 병의 발증(發症), 예를 들면 뇌혈관장애, 심근경색, 신부전 등 그리고 이로 인한 사망률을 비교했을 때 대부분의 사람들이 속해 있는 정상범위보다 혈압이 낮을수록 합병증의 발생이나 사망률이 적다고 하면 정상보다 낮은 혈압이 보다 안전하다고 생각할 수 있으므로 적정혈압의 범위가 정해진 것이다.

종래에는 이 적정범위에 하한선이 있었다. 그래서 어떤 선보다 혈압이 내려가면 불리하다는 데이터가 있었는데 이를 J형 또는 U형 현상이라고 했다. 그 후 대규모 연구에서 이 현상은 부정되었기 때문에 현재에는 혈압은 낮을수록 유리하다는 생각이 일반적이다. 이는 강압요법으로 어디까지 혈압을 내릴 것인가 하는 문제와도 관련되는데 이제까지는 내려도 불이익은 없다는 견해이다.

그러나 실제 치료에서는 너무 혈압을 내리게 되면 갑자기 일어날 때 현기증이나 피로감 또는 쉽게 피곤해 지는 현상 등이 나타난다. 그래서 개인적으로 한계가 있기 때문에 그 한계 이상으로 혈압을 내리게 되는 일은 없으므로 적정수준에는 하한선이 있다고 생각해도 될 것이다. 일반적으로 강압요법을 실시하여 좋지 않은 증상이나 징후가 보이지 않으면 혈압은 낮을수록 유리하다고 생각하게 된다. 그러나 이는 유럽의 데이터를 바탕으로 한 판단기준이므로 그대로 적용해도 좋은지의 여부는 생각해 봐야 할 문제이다.

지금까지 경계 고혈압이라고 하던 정상과 이상의 경계영역은 이 지침에서는 높은 정상혈압에 해당된다. 이 범주에 들어가는 사람들은 앞으로 고혈압이 될 가능성이 있는 예비군으로 간주되므로 신중하게 경과를 살펴야 한다. 이제까지의 우리의 연구를 보면 높은 정상혈압군은 정상군과는 확실히 달랐다. 심장 초음파검사 결과 심장에 무리가 가고 있는 상태였기 때문에 정상이라고 할 수 없었다. 이에 비해 적정혈압군과 정상혈압군에서는 임상적으로 보아서 장기의 기능 면에서 확연한 차이는 없었다.

현재, 일반적으로 고혈압이라고 하면 수축기압 140mmHg이상 확장기압 90mmHg이상의 어느 것인가에 해당하는 경우라고 보고 있다. 이를 중증도별로 분류하면 경증, 중등증, 중증의 세 가지로 나눈다. 미국에서는 경증이나 중증이라는 표현을 쓰지 않고 스테이지 분류, 즉 1기고혈압, 2기고혈압, 3기고혈압으로 분류한다. 또

WHO와 국제고혈압 분류는 그레이드 분류, 즉 1도고혈압, 2도고혈압, 3도고혈압으로 분류한다. 이것은 경증이라고 하면 환자가 자신의 상태를 가볍다고 오해해서 치료에 충실하지 않을 폐해를 막기 위한 것이며, 나는 스테이지 분류로 설명하고 있다. 왜냐하면 경증 고혈압이라고 해도 결코 경증이 아니기 때문이다.

실제로 1기고혈압 환자를 치료하지 않고 방치하면 점차 심비대가 진행되어 운동시 지구력도 떨어지게 된다. 이 환자를 적절한 약물로 치료하니 혈압도 내려가고 심비대가 개선되었으며 지구력도 정상이 되었다.

1기고혈압은 일반적인 진찰이나 스크리닝 검사로는 특별한 이상이 발견되지 않으나 심장초음파검사로 상세하게 관찰하면 이상이 생겼음을 알 수 있다. 2기가 되면 진찰소견에서도 이상이 보일 뿐 아니라 일상적인 스크리닝 검사에서도 분명한 이상이 관찰된다. 예를 들면 경동맥이 굳어지고 탄력성도 떨어졌으며 심비대도 진행되어 심전도(心電圖)로도 진단할 수 있을 정도가 된다. 3기에는 이들 이상이 더 현저하게 나타나며 심장, 신장, 뇌 등의 주요 장기에 분명한 기능장애가 생긴다.

이처럼 고혈압에서는 혈압이 높아질수록 주요장기에 이상이 생기기 시작하므로 혈압이 얼마나 높은가에 따라 어느 정도 중증인지 분류하고 있다. 그러나 실제로는 혈압 측정치에 여러 가지 변수가 작용하므로 혈압이 높다는 것만으로 중증도를 구분하는 것은 적절하지 않다. 앞에서 말한 것처럼 주요 장기에 대한 장애 정도를 포함해서 생각하는 것이 타당할 것이다. 혈압치만 가지고 판단할 경우에 이미 잘 알려져 있는 백의성 고혈압(흰 가운을 입은 의료진 앞에 앉기만 하면 혈압이 높아진다는 뜻에서 붙여진 이름. 평상시 혈압은 정상임)처럼 원래는 고혈압이 아닌데 고혈압으로 진단해서 필요 없는 검사나 치료를 하게 되는 일이 생긴다.

일반적으로 혈압의 변동은 혈압이 높은 사람일수록 크다. 그 때문에 별로 혈압이 높지 않고 리스크가 낮은 고혈압 환자에게 중증 고혈압 치료를 하고 마는 터무니없는 일도 생길 수 있다. 이런 의미에서 혈압을 제대로 재는 일은 매우 중요하다. 혈압을 진찰실에서 측정하여 판단할 수 없을 때는 가정에서 자기측정법이나 24시간 자동혈압측정으로 하루 동안의 변동(하루 중에서도 활동시와 수면시의 혈압은 다름)을 관찰하여 평가하는 등의 여러 가지 임상적인 연구가 필요하다.

24시간 혈압을 측정했을 때는 표 3-2와 같이 판단기준이 다르다. 하루 중 야간 수면시의 혈압도 중요하므로 야간에 혈압이 저하되지 않는 고혈압은 더 중증이라고 생각할 수 있다. 단, 속발성 고혈압(2차성 고혈압) 중에는 야간에 혈압변동이 없는 경우가 있는데 (쿠싱 증후군 등, 제4장 참조), 이것이 진단의 단서가 되기도 한다.

표 3-2 24시간 혈압측정의 기준치

	거의 정상	조금 이상
24시간 평균	130 / 80	> 135 / > 85
평상시	135 / 85	> 140 / > 90
수면시	120 / 75	> 125 / > 80

(Pickening T:Am J Hypertens 1996, 9:1–11)
(단위는 mmHg. 미국 고혈압학회. ADHoc Panel)

혈압이 높아지는 원인은 무엇인가

본태성 고혈압은 뒷장에 나오는 속발성의 원인(제4장)을 제외하고는 최초로 진단되므로 혈압을 측정하는 것뿐 아니라 병의 상태나 미세한 징후, 진찰소견, 간단한 검진을 종합해서 판단한다.

내가 처음 의사가 된 40년 전에는 고혈압의 진료에 있어서 가장 중요한 것이 감별진단이었는데, 병동에는 많은 고혈압 환자들이 입원해 있었다. 당시에도 대부분이 본태성 고혈압이었는데 환자들은 4주정도 입원해서 여러 가지 검사를 받았다. 그 결과 "당신의 혈압은 본태성 고혈압입니다"라는 진단을 받고 퇴원하는 것이 보통이었다. 그 당시에는 효과적인 강압제가 없었기 때문에 주로 진단이나 예후를 평가하는 데 중점을 두었다. 그 후 일본의 경제가 안정되면서 성인병으로서 순환기 질환이 많아지게 된 것과 동시에 효과적인 치료제의 개발이 급속도로 이루어져 보다 신속하고 정확하고 간단하게 진단할 수 있게 되었다.

오늘날에는 검진 절차에서 별다른 이상이 없으면 본태성 고혈압이라고 생각해서 치료를 시작한다. 그 결과 상태가 호전되지 않거나 치료에 저항성이 생기는 등 좋지 않은 사태가 발생할 경우에는 다시 감별진단을 위해 재평가를 하는 방법이 일반적이다.

물론, 첫 진단이 가장 중요하므로 기본에 충실해야 할 것이다. 그래서 유능한 의사와 그렇지 못한 의사의 질적인 차이가 문제시된다.

그 기본적인 것을 정리해 보자. 먼저 문진으로 가족 병력과의 연관성(유전적 요인), 속발성 고혈압에 관계되는 병상이나 미세한 징후에 관계되는 정보를 얻는다. 계속해서 경동맥, 심장, 복부혈관,

말초동맥(팔과 다리의 혈압이나 안저검사를 포함한) 등에 관련된 진찰 소견 그리고 혈액과 요 등의 검사소견, 심전도, 흉부 에스레이검사 등 보통 어디서나 가능한 방법으로 객관적인 정보를 얻고 문제에 한 걸음 다가가는 것이다.

중증도는 어떻게 평가하는가

고혈압의 자연경과를 보면(그림 3-1) 질병의 발현, 즉 혈압이 높아지기 시작하는 시기(고혈압 전 단계)가 젊었을 때 있고(0~30세) 질병이 진행되어 혈압이 더 높아져 가는 진행기(고혈압 초기)가 청·장년기

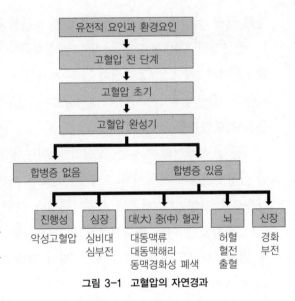

그림 3-1 고혈압의 자연경과

에 있고(20~40세) 표적장기(고혈압의 공격 목표가 되는 장기)에 장애가 생기는 악화기(고혈압 완성기)가 고령기(50세 이상)에 찾아온다.

고혈압은 결국 ①고혈압 자체의 진행이 가속되어 고혈압 긴급증을 일으키는 가속성 악성고혈압(긴급하게 치료를 요하는 상태), ②심

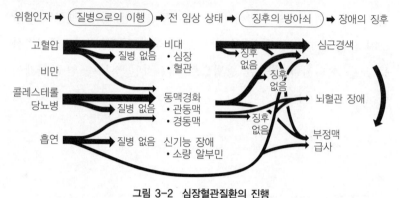

위험인자 ➡ (질병으로의 이행) ➡ 전 임상 상태 ➡ (징후의 방아쇠) ➡ 장애의 징후

고혈압   비대   징후   심근경색
        질병 없음   • 심장   없음
비만   • 혈관   징후
                                           없음
콜레스테롤   동맥경화   뇌혈관 장애
당뇨병   질병 없음   • 관동맥
                        • 경동맥   징후
                                        없음
흡연   질병 없음 신기능 장애   부정맥
                    • 소량 알부민   급사

그림 3-2 심장혈관질환의 진행
위험인자, 전 임상 상태 그리고 표적장기 장애로의 진전과정을 나타냄.

장의 경우 심비대, 심장의 펌프부전을 초래하고 울혈성 심부전 또
는 심근경색, ③대동맥에 생기는 대동맥류나 해리성대동맥류 및
말초동맥의 폐색성 동맥경화증, ④뇌에서는 뇌혈전증, 뇌색전증,
뇌출혈, ⑤신장에서는 신동맥경화증에서 신부전을 초래하는 합병
증으로 종말기를 맞는다.

　이들 표적장기의 장애는 고혈압에 의해서만 생기는 것이 아니
라 심장혈관병의 위험인자(고지혈증, 당뇨병, 비만, 흡연 등)와의 상호
작용으로 진행된다. 이들의 상호관련성을 그림 3-2에서 정리해 보
았다. 중증도는 이들 종합된 병태의 어느 시기에 해당되는지에 의
해 판정된다. 또 당연한 말이지만, 병이 진행되면 사망률은 높아진
다.(표 3-3)

　그래서 ①일반적인 검사를 했을 때 표적장기에는 분명히 이상이
없었고 앞에서 설명한 위험인자도 없을 경우, ②앞에서의 위험인
자(당뇨병 제외)는 있지만 장기에는 장애가 없는 상태, ③표적장기
에 장애가 생기는 상태 또는 당뇨병이 있는 상태로 나누어 이러한

표 3-3 뇌혈관장애 및 관동맥성 질환에 의한 사망률과 연령과의 관계

		총인구 평균	각 연령층별 비교										
			40~44	45~49	50~54	55~59	60~64	65~69	70~74	75~79	80~84	85~89	90세이상
뇌혈관 장애	남	107.5	15.7	29.9	48.5	68.9	120.2	205.2	357.2	754.1	1,481.6	2,577.0	4,218.7
	여	114.4	8.8	16.0	24.6	33.8	57.8	100.5	197.2	442.8	993.5	1,986.0	3,598.7
	합 계	111.0	12.3	23.0	36.5	51.1	88.0	149.8	266.7	559.5	1,167.1	2,170.3	3,757.0
관동맥 질환 (허혈성 심질환)	남	62.7	10.8	20.7	36.3	55.6	94.0	148.2	234.9	422.5	713.4	1,165.9	1,898.5
	여	52.2	2.5	5.2	7.7	13.5	28.0	54.7	111.5	238.4	468.6	840.7	1,401.8
	합 계	57.4	6.7	13.0	22.0	34.2	59.9	98.7	165.1	307.4	555.7	942.1	1,528.6
급성 심근경색	남	43.7	8.2	15.4	26.1	41.4	67.2	108.7	168.8	296.9	481.5	772.8	1,124.6
	여	35.2	2.1	3.9	5.9	9.8	20.2	41.0	82.2	168.5	320.8	545.7	801.5
	합 계	39.4	5.2	9.7	16.0	25.4	42.9	72.9	119.8	216.6	378.0	616.5	884.0
뇌혈관장애 / 관동맥질환	남	1.7	1.5	1.4	1.3	1.2	1.3	1.4	1.5	1.8	2.1	2.2	2.2
	여	2.2	3.5	3.1	3.2	2.5	2.1	1.8	1.8	1.9	2.1	2.4	2.6
	합 계	1.9	1.8	1.8	1.7	1.5	1.5	1.5	1.6	1.8	2.1	2.3	2.5
뇌혈관장애 / 급성 심근경색	남	2.5	1.9	1.9	1.9	1.7	1.8	1.9	2.1	2.5	3.1	3.3	3.8
	여	3.3	4.2	4.1	4.2	3.4	2.9	2.5	2.4	2.6	3.1	3.6	4.5
	합 계	2.8	2.4	2.4	2.3	2.0	2.1	2.1	2.1	2.6	3.1	3.5	4.3

(1997년, 인구10만 명당, 1997년 인구동태 통계에서, 재단법인 인구통계협회)

것들과 전술한 혈압의 스테이지 분류를 조합하여 중증도를 분류한다(이를 리스크 층별화라고 함). 이와같은 중증도 분류는 치료법의 선택과 관련이 깊고, 진단 과정에서 중요한 의미가 있다(109쪽, 표 5-2). 이 결과를 바탕으로 리스크가 낮을 경우에는 먼저 생활습관의 수정을 주로 하는 치료법을 채택하고, 중등증과 중증 리스크군에 대해서는 생활습관 수정요법을 기본으로 약물요법을 시작한다.

진단은 어떻게 진행되는가

진단이란 병명을 붙이는 것이 아니라 다음 6가지 과정을 포함한다. ①형태의 이상은 무엇인가, ②기능의 이상은 무엇인가, ③원인은 무엇인가, ④어느 정도 중증인가, ⑤앞으로 어떻게 될 것인가, ⑥치료는 어떻게 할 것인가. 따라서 이러한 순서를 밟고 나서야 비로소 치료를 시작하는 것이 원칙이다. 그러나 고혈압 긴급증이라는 절박한 상태에서는 치료가 우선시되며 중증일수록 진단을 하는 시간에 제약이 생긴다. 그러나 1~2기 또는 경증~중등증에서는 보통 2주 이내에 진단이 끝난다.

그러면 의사들은 어떤 순서로 문제를 해결하고 그 기록, 즉 진료기록은 어떤 형태로 남게 될까? 최근, 진료기록 카드를 쓰기 시작했다는 것이 사회적으로 화제를 불러일으키고 있다. 그러나 의사가 어떻게 진료기록을 작성하는지 알지 못하면 진료기록을 펼쳐보아도 이해할 수 없다. 그래서 일본에서 널리 행해지고 있는

POS(Problem Oriented System:문제지향형 시스템)에 대해 알아보기로 하겠다.

POS

POS란 지금부터 대략 36년 전(1967년)에 미국의 위드(Lowrence L. Weed)가 제창한 진료기록의 기재에 관한 시스템이다. 그는 그때까지 의사의 단순한 메모나 잡기장에 불과했던 진료기록을 시스템화된 과학적인 문서로 기록해야 함을 강조했다.

즉, 문제해결의 시스템이 POS다. 이것을 바탕으로 해서 기록된 진료기록이 POMR(Problem Oriented Medical Record)이다.

이 시스템의 요점은 ①주관적 정보(Subjective : S), ②객관적 정보(Objective : O), ③평가(Assessment : A), ④계획(Plan : P)이며 일반적으로 S.O.A.P라고 한다(그림 3-3). S는 환자의 호소, O는 진찰소견이나 검사데이터에 해당하며 이를 종합해서 병의 상태를 파악하는 것이 A이고 그때까지의 경과를 종합해서 문제를 해결하기 위한

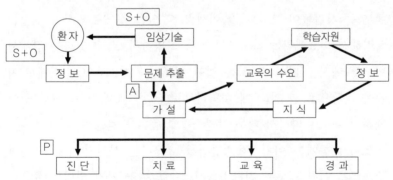

S:Subjective(주관적 정보), O:Objective(객관적 정보), A:Assessment(평가), P:Plan(계획)

그림 3-3 POS의 사고 방식

계획을 세우는 것이 P이다.

계획에는 진단을 위한 계획(진단 Plan)이 있는데, 예를 들면 고혈압일 경우 원인을 찾기 위해 여러 가지 호르몬 검사를 한다든가 신혈관성 고혈압을 진단하기 위해 신동맥의 MRI검사를 할 것을 미리 정하는 등 진단을 확정짓기 위해 필요한 검사를 계획한다.

다음이 치료계획(치료 plan)이다. 예를 들면 고혈압의 긴급 상태로 절박할 때는 진단을 기다리지 않고 신속히 강압을 해야하므로 이러한 치료계획을 환자에게 제시하고 실행한다. 또 긴급하고 절박한 상태가 아니라도 진단을 하는 과정에서 생활지도를 시작하려면 식사나 기호품의 섭취방법, 운동, 스트레스 완화 등 필요에 따라 치료할 수 있는 계획을 세워야 한다. 그래서 그 과정을 환자나 그 가족들에게 적절하게 설명하고 납득을 시킨 후 동의를 얻는 과정이 교육의 계획이다. 마지막이 경과관찰에 대한 계획인데 자연적인 경과를 살펴보거나 치료의 효과를 평가하기 위해 어떻게 할 것인가를 계획한다.

이들 일련의 시스템은 의료에 관계되는 다른 의료직(co-medical)에 있는 사람들이 보아도 잘 이해할 수 있는 것으로 의사가 무엇을 생각해서 의료행위를 하고 있는지를 분명하게 알 수 있다는 점에서 팀 의료에서는 빠질 수 없는 것이 진료기록 시스템이다. 실제로 이것을 바탕으로 환자들에게 설명하므로 진찰을 받으러 온 사람도 이해하기 쉬우며 따라서 매우 자연스럽게 동의를 얻을 수 있게 된다.

또한 요즘에는 이차진료소견서를 요구하는 사회의 수요도 많아졌으므로 이런 공통된 진료기록시스템은 여러 가지 의미로 유용하다. 환자가 참여하는 진료기록(프로그레스 노트)의 작성에 대한 것은 앞서 2장에서 설명한 바 있다. 일본에서는 30년 전 히노하라(日野原重明) 씨에 의해 이 시스템이 도입되었다.

이것은 POS연구회의 교육활동을 통해 전국적으로 보급되었다. 현재 이 연구회는 일본 진료록학회로 발전하여 보다 질 높은 의료를 목표로 꾸준히 활동하고 있다.

문 진

문진의 요점은 표 3-4와 같다. 이것은 진단을 위한 최소한의 정보이다. 이처럼 정형화된 문진만으로는 실제 케어에 있어서 부족한 점이 많다. 그러나 임상 현장에서는 초진시 면접에서 모든 정보를 얻을 수 없고 또 모든 환자에게서 많은 정보를 얻을 필요도 없다. 필요한 정보는 필요에 따라 의사뿐 아니라 직접 케어를 담당하

표 3-4 문진의 요점

1. 고혈압의 지속기간	a. 마지막으로 정상혈압이었을 때 b. 그후의 혈압 상태
2. 이제까지의 치료 상황	a. 어떤 약을 사용했는가 b. 부작용은 없었나
3. 혈압이 올라가는 일은 없는가	a. 에스트로겐 b. 교감신경 자극제 c. 스테로이드제 d. 식염의 과다섭취 등
4. 가족의 병력	a. 고혈압 b. 어렸을 때 심혈관질환을 앓았다거나 사망한 경우 c. 갈색세포종, 신질환, 당뇨병, 통풍의 유무
5. 이차성 고혈압의 증후(症候)	a. 근력저하 b. 빈맥(頻脈), 발한, 발작 c. 피부의 비박화 d. 옆구리의 통증
6. 표적장기 장애의 증후	a. 두통 b. 일과성 뇌허혈 c. 흑내장 d. 흉통 e. 숨이 참 f. 이따금씩 되풀이되는 경련
7. 성기능	
8. 야간 무호흡 상태	a. 조조(早朝) 두통 b. 낮에 졸음 c. 심하게 코를 긇음 d. 얕은 잠

는 간호사, 영양사, 임상심리사, 이학요법사, 작업요법사 등이 수집하게 된다.

환자의 고혈압상태가 어느 정도 계속되고 있는지는 아무도 정확히 알 수 없다. 혈압이 높다는 것을 알게 된 시점이 반드시 시초라고 할 수 없으므로 문진에서는 포괄적으로 어느 정도 고혈압이 계속되고 있는지 묻는 것뿐이다. 일반적으로 문진을 할 때 언제부터인가에 관한 시간에 대한 정보는 최근의 3~4개월 이내의 것이라면 신뢰성이 높지만, 1년 이상이나 그 전에 일어난 일에 대해서는 대부분의 경우 신뢰성이 부족하다. 따라서 환자가 평상시 신체적인 이상에 대해 일기라도 써 놓지 않는 한 시간에 대한 정보는 정확하지 않다. 혈압이 어느 정도 높은지에 대한 추이는 매우 중요한데, 특히 가정에서 자기측정을 하는 경우에 더 유용하다. 이에 비해 건강진단결과 나온 값의 경우는 그것이 항상 지속되고 있는 값이라고 할 수 없으므로 신중하게 판단해야 한다. 언제부터 적극적인 치료를 하고 있는지 생활습관의 수정과 약물요법에 대해 물어보는 것이 중요하다.

약물요법에 대한 상황도 중요하다. 환자는 복용하고 있는 약에 대해 약품명, 용법, 용량을 올바로 이해하고 있어야 한다. 특히 몸에 맞지 않는 약을 복용한 경험이 있다면 그 약품명과 어떤 부작용이 있었는지 정확하게 말해 주어야 한다. 그밖에 강압제 외에 복용하고 있는 약이 있으면 모두 말해야 한다.

가족의 병력에서는 부모나 형제의 혈압에 관한 정보, 그밖에 근친의 급사, 뇌혈관장애, 급성심근경색의 유무 그리고 갈색세포종이나 다발성 농포신(膿疱腎) 등 가족의 병력을 보는 속발성 고혈압,

당뇨병이 있었는지의 여부가 중요하다.

본태성 고혈압에서는 표적장기에 장애가 생기지 않는 한 특이한 증상이 없으므로 환자의 호소가 진단의 결정적인 요인이 되는 일은 없다. 예전에는 두통, 어깨나 목이 뻣뻣함, 코피 등이 고혈압의 증상처럼 생각되었으나 이러한 것들은 다른 원인으로 생기는 증상들이며 혈압의 상승은 이러한 증상을 있게 한 여러 가지 원인의 결과로 원인 그 자체는 아니다. 또 혈압이 높아진 상태를 자신이 감각적으로 알 수 있다는 사람도 있는데 면밀하게 검토해보면 혈압의 상승은 감각적으로 감지할 수 없다는 것을 알 수 있다.

후술하겠지만 속발성(2차성) 고혈압일 경우는 특별한 증상이나 징후가 보이는 경우가 많으므로 감별을 위해 가족의 병력이나 증상에 대해 물어보는 일이 중요하다. 50대부터 강압제를 복용하고 있던 내 친구의 경우를 예로 들겠다. 어느 날 그 친구 딸이 갑자기 복통이 생겨 복부 초음파검사를 받았다. 그 결과 다발성 낭포신(囊胞腎)의 출혈이었다는 것을 알았다. 이 질환은 유전적인 것이라 내 친구도 초음파 검사를 받았는데 같은 병이라고 판명되었다. 그 후 말기 신부전이 되어 혈액 투석을 받고 후년에는 신장이식수술까지 받았으나 70세가 지난 현재에도 세계적인 일류 연구자로서 건강하게 일을 계속하고 있다.

젊은이인데 특별히 가족의 병력이 없는 경우와 이제까지 정상혈압이었던 중고령자로 최근에 와서 혈압이 이상하게 높아진 경우에는 신혈관성 고혈압을 의심해 볼 수 있다(루스벨트 대통령의 경우처럼). 근력저하나 쉽게 피로해 지면 원발성(原發性) 알도스테론증을, 발작성인 빈맥, 발한, 두통, 창백한 안면, 떨림이 있으면 갈색세포종을 의심해 볼 수 있다. 또 위의 예에서와 같은 옆구리의 통증은 다발성 낭포신인데, 낭포에서 출혈을 일으킬 때 생기는 증상으로 혈뇨를 동반하는 경우도 있다.(4장 참조)

표적장기에 장애가 생기면 그에 상응하는 증상이나 징후가 나타난다. 뇌혈관 장애라면 두통, 일과성 탈력(脫力), 일과성 전맹(갑자기 눈이 보이지 않게 되는 일), 복시(물체가 둘로 보이는 현상) 등의 시력장애, 또 심장 혈관계 장애라면 흉통, 숨참 그리고 말초동맥장애라면 간헐성파행(걷고 있을 때 갑자기 다리가 아파져 걸을 수 없게 됨) 등의 증상이 보인다.

성기능에 대해서는 일본에서는 의사뿐 아니라 환자도 특별한 관심이 없거나 습관상 별로 이야기하지 않으려 하는 면도 있어서 내놓고 문제삼는 경우는 거의 없다. 성기능의 저하는 성욕, 남성이라면 발기나 사정시의 문제로 나누어 평가할 필요가 있다. 성욕문제는 환경요인이나 사회생활에서 오는 여러 가지 스트레스나 배우자와의 관계 등 판단하려면 많은 정보를 얻어야 한다. 발기는 성욕과도 관련이 있지만 성욕이 있더라도 음경동맥의 동맥경화로 충분한 혈류가 공급되지 못하면 발기가 안 된다. 사정에는 자율신경기능이 중요한 역할을 하므로 당뇨병 등의 합병증이 있으면 이 기능에 이상이 생긴다. 성기능은 약물요법을 할 때 약물의 유해작용 때문에 장애가 오는 경우가 있으므로 치료 전에 확인할 필요가 있다.

수면과 관련된 문제는 수면시 무호흡이 있다. 수면 무호흡증은 환자 본인은 인식하지 못하는 경우가 많으므로 배우자에 의해 지적되는 것이 보통이다. 크게 코를 골면서 동시에 다양한 길이로 숨을 쉬지 못하므로 옆에서 보는 사람은 정말 애가 탄다. 통상 이 상황에서는 얕은 잠을 자므로 아침에 일어나도 머리가 개운하지 않고 두통을 호소하며 낮에도 졸리기 때문에 사회생활에 지장을 초래하는 경우가 많다. 일반적으로 비만형 고혈압환자에게 많이 보이는 증상이다.

기호품과 관련해서 살펴보자. 먼저 흡연은 고혈압을 일으키는 원인은 아니지만 니코틴은 혈압을 일과성으로 높이는데, 그 영향은 흡연 후 2시간 뒤까지 계속되므로 혈압을 측정할 때는 주의해야 한다. 더욱이 고혈압인데 흡연을 하는 사람은 뇌혈관장애가 생길 가능성이 높다는 설도 있으므로 흡연 유무는 중요한 정보이다. 음주는 고혈압의 위험인자이다. 알코올음료는 종류가 아닌 총량을 에탄올 양으로 환산해서 파악해 두어야 한다. 운동은 종류와 시간, 그리고 빈도에 대해 알아둔다.

신체소견

이것은 일반적으로 진찰소견이라고 하는 것인데, 본래는 신체소견(physical findings)이라고 해야 마땅할 것이다. 얼마 전까지는 이학소견이라고 했었다. 이것은 영어의 'physical'을 물리적인 또는 이학적인이라고 잘못 번역한 데서 연유한 것이다. 실제로는 환자의 신체가 보여 주는 정보로 의사(오늘날에는 간호사도 포함)가 듣고, 보고, 만져보고 얻는 객관적인 소견이다. POS에서 문진은 주관적인 정보라 의사나 간호사가 환자와 커뮤니케이션을 통해 얻어야 하므로 항상 같을 수 없으나 신체소견은 누가 하더라도 그 결과가 같아야 한다.

중요한 것은 ①신체소견의 조사 여부, ②적절한 시행 여부, ③정

표 3-5 진찰의 요점

1   정확한 혈압 측정
2   전신상태 : 체지방의 분포상황, 피진(皮疹), 주의력
3   안면, 두부(頭部) : 안저, 안검황색종(眼瞼黃色腫),
각막륜(角膜輪), 이타구(耳朶溝)
4   경부(頸部) : 경동맥의 촉진과 청진, 갑상선
5   심장소견
6   폐소견
7   복부소견 : 신질환, 혈관잡음(血管雜音),
대퇴동맥의 촉진
8   사지(四肢)동맥의 촉진 : 하퇴(下腿)의 부종(浮腫)

확한 정보를 얻었는 지의 여부이다. 따라서 POS에서는 이러한 점들에 관해 살펴보고 평가한다. 표 3-5는 진찰의 요점을 정리한 것이다.

혈압측정에 관해서는 7장에서 상세하게 설명하겠지만 고혈압의 진단이 혈압을 측정하는 데서 시작되고, 치료를 평가할 때도 혈압치가 중요한 의미를 가지므로 가장 중요한 정보라고 할 수 있다.

전신상태는 의사는 어떤 질환이든지 반드시 전신을 진찰하는 것이 원칙이므로 고혈압도 예외가 아니다. 환자는 고혈압 이외에도 다른 질환이 있을지도 모르므로 고혈압의 감별진단과 중증도를 평가할 때 전신을 진찰하는 것은 매우 중요하다. 혈압만 측정해서 진단하고 치료를 시작하는 의사도 있지만, 의료를 받는 쪽에서는 얼마만큼 의사가 적절하게 의료를 하고 있는지를 평가하는 데 있어서 진찰 순서와 그 의미를 알아야 할 필요가 있다고 생각된다. 절차가 생략된 의료에 주문을 더 할 수 있을 정도의 평가능력을 갖게 된다면 의료의 질은 크게 향상될 것이다.

전신소견은 먼저 비만상태가 있다. 지방이 붙어 있는 정도는 중요한 정보이다. 상복부 비만은 엉덩이둘레를 허리둘레로 나눈 값이 0.85이상이면 상복부비만으로 판정한다. 이것은 남성에게서 많이 보이는 고혈압과 관련된 중요한 소견이다. 피부가 얇아져서 하복부에 붉은 선상이 생기는 적색피하선상은 속발성 고혈압의 하나인 쿠싱 증후군의 특징이다. 근력저하는 쉽게 피곤해 지는 증상과 함께 혈청칼륨치가 내려가는 원발성 알도스테론증의 주요 징후이다. 객관적으로 악력계(握力計)로 근력을 측정할 수 있으나 경험이 많은 의사는 간단한 손기술로도 적절한 판단을 내릴 수 있다.

의식레벨의 평가는 긴급시에 가장 중요하며 뒤에 나오는 고혈압 긴급증에서 다양한 방법으로 의식레벨이 평가된다.

눈에서는 안저소견이 중요하다. 오늘날 안저 사진은 건강진단시설에서는 많이 사용하나 일반 의료시설에서는 별로 사용하지 않는다. 안저는 사람의 몸 중에서 실제로 눈으로 혈관을 관찰할 수 있는 유일한 부위다. 특히 고혈압을 진단할 때는 세동맥의 상태를 관찰할 수 있는 매우 유용한 정보원이 된다.(그림 3-4)

안저를 관찰할 때는 안저경(眼底鏡)을 사용한다. 고혈압의 신체소견 중 주기적으로 실시되는 진찰 중 하나로 의사는 의대생이나 인턴시절에 꼭 익혀두어야 한다. 그러나 의학교육에서는 이런 기

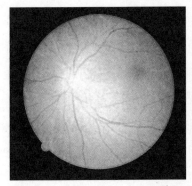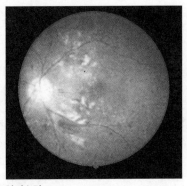

그림 3-4 안저소견
왼쪽은 경증 고혈압 안저, 오른쪽은 망막의 출혈, 백반, 부종을 동반하는 중증 안저소견

술교육이 잘 이루어지지 않고 있으므로 안과 이외에 안저를 직접 관찰하는 의사는 거의 없다.

안저 소견이 가장 위력을 발휘하는 때는 고혈압 긴급증을 진단할 때이다. 절박한 상황에 대한 정확한 판단은 적절한 안저 소견이 있어야 가능하다. 안저 소견은 고혈압성 변화와 동맥경화성 변화로 크게 나누어 볼 수 있다. 중증도는 0~4도의 5단계가 있다. 고혈압성 변화는 혈관(세동맥의 긴장 정도), 망막의 부종, 출혈, 백반 그리고 유두부종의 유무가 특징이다. 동맥경화성 변화는 세동맥이 협소화하거나, 세동맥이 동맥과 교차하는 부분에서 세게 압박을 당하는 현상(交叉現象)이나, 세동맥이 경화되어 동선과 같은 색조를 띤다거나, 경화가 더 심해졌을 때 은선과 같이 하얗게 반짝인다는 등의 소견이 나온다. 종합검사에서는 보통 안저사진을 찍으므로 자신의 안저를 잘 관찰해 두면 좋을 것이다. 그밖에 고혈압과 직접 관련된 것은 아니지만 황색반이라고 해서 눈꺼풀에 콜레스테롤이 끼는 현상, 각막륜이라는 각막 주위에 유백색의 고리 같은 것이 생기는 것은 동맥경화와 관련되어 있다.

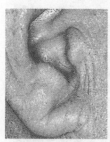

그림 3-5 이타구
귓불에 길고 깊게 파인 곳이 심질환과 관계있다고 여겨진다.

이와 관련해서 귓불의 변화는 그다지 관심을 보이지 않는 부분이다. 깊이 파인 홈이 생기는 변화를 이타구(耳朶溝 : ear crease)라고 하는데 고혈압과 직접적인 관계는 없으나 동맥경화와 관련해서 주목을 받고 있다. 이타구는 심근경색으로 대표되는 관동맥병변의 간접적인 소견이다.(그림 3-5)

경부에서는 울대뼈(結喉)의 양쪽에서 만져

지는 총경동맥이 중요하다.
이 동맥을 촉진하여 심장의
판막질환(대동맥판막의 협착
이나 역류)의 유무를 진단하
며, 청진으로 이 동맥의 동
맥경화 상태를 판단하게 된
다. 또 울대뼈 밑에는 갑상

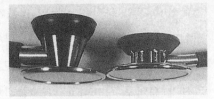

그림 3-6 청진기
종모양(저주파음이 잘 전달됨)과 막(膜)형(고주
파음이 잘 전달됨)의 청진부위로 구성된 두 가
지 종류가 있다.

선이 있는데, 갑상선의 이상을 평가할 때 시진(視診)이나 촉진은
빠질 수 없는 부분이다. 갑상선기능 항진증은 갑상선이 종대(순환
장애로 뇌나 간 등의 장기가 부어서 커짐)해 지고, 이 부분을 청진하
면 팽이를 돌릴 때처럼 윙윙거리는 소리가 들린다(팽이음 또는 정맥
성 험이라고 함). 이렇게 경부동맥을 만지거나 경부 주위를 청진하
는 의사는 진찰하는 기술이 뛰어나다고 보아도 좋을 것이다.

　심장의 청진은 의사는 누구나 하고 있지만 단지 의례적으로 하
는 경우가 많다. 특히 고혈압에서 좌심실비대는 심장에 부담이 가
해지고 있다는 징후로 심장의 소리에도 변화가 생긴다. 청진기에
는 평평한 막(膜)형 기구가 달린 것과 종모양의 청진부위로 된 것
이 있는데(그림 3-6), 이 두 가지 종류를 구별해서 청진하는 기술은
모든 의사들이 익혀두어야 한다. 그러나 고혈압일 때는 왼쪽 유방
아래(남성의 경우는 유취)에서 심방음이라고 하는 소리를 제대로
분별해서 들을 수 있는 의사는 많지 않다. 시진과 촉진도 심장의
크기를 평가하는 데 있어서 단순하고 유용한 기술이지만 이조차
적절하게 시행하지 않고 있다. 심장의 박동 리듬으로 부정맥도 진
단할 수 있다.

폐의 청진과 타진은 심장의 펌프기능을 진단할 때 빠질 수 없는 진찰기술이다. 폐의 청진은 어떤 의사나 정기적으로 하고 있다. 단, 막형 청진기로 하는 것이 원칙이므로 진찰을 받을 때는 주의깊게 의사가 제대로 사용하고 있는지 한번 살펴보는 것도 재미있을 것이다. 흉부의 타진은 폐(올바르게 표현하면 흉강)에 물이 고이는 울혈성 심부전일 때 유용하다.

심장의 크기를 평가할 때는 타진을 하지 않으므로 심장 주위를 타진하는 의사는 좀 구식이다. 고혈압 환자의 배를 진찰하는 의사는 거의 없다. 그러나 적어도 초진시에는 반드시 진찰해 두어야 할 부분이다. 배를 제대로 진찰하지 않았을 경우에 중요한 질환을 간과할 수 있다. 진찰요점은 세 가지다.

① 상복부에 막형 청진기를 세게 대고, 복부동맥에서 들리는 혈관잡음을 듣는다. 혈관잡음에는 특정한 병에만 있는 특유의 소리와 별 의미가 없는 것이 있는데, 전자가 전부는 아니지만 신혈관성고혈압에서 비교적 많이 보이는 특징적인 소견이다. 이를 계기로 정밀검사를 하게 된다.

② 배꼽 주변에 혹과 같은 종기가 만져지고 이것이 심장의 움직임과 연동해서 박동하면 복부대동맥류이다. 이 동맥류는 복부대동맥에서 신동맥이 갈라지는 곳에서부터 양다리로 분기하는 지점 사이에서 생기는 경우가 가장 많다. 수술하면 효과적으로 치료할 수 있으므로 놓쳐서는 안될 중요한 소견이다. 이것은 환자가 평상시에 주의해서 배를 만져보면 혼자서도 알 수 있다. 실제로 혼자 만져보고 발견해서 진찰하러 오는 사람도 많다. 그러나 상복부 비

만인 경우처럼 혼자 만져도 잘 모를 때는 의사의 손을 빌리지 않으면 진단할 수 없는 경우도 있다.

③ 복부에서 만져지는 박동이 없는 종기이다. 이것은 앞에서 나온 가족의 병력에서 기인하는 다발성농포신이나 갈색세포종으로, 후자의 경우는 너무 세게 만지면 갑자기 혈압이 높아질 우려가 있으므로 주의해야 한다.

사지동맥은 혼자서도·만질 수 있는 기회가 많지만 그때는 그 나름대로의 지식이 있고 없고에 따라 의미가 크게 달라진다. 좌우 요골동맥(일반적으로 손목에서 맥을 짚을 때 사용되는 혈관으로 엄지손가락이 붙어 있는 부근에서 박동을 느낄 수 있다)은 보통 만져보면 알 수 있다. 그러나 만약 한 쪽이 약하다든가 잘 만져지지 않으면 그 쪽 혈관 어딘가에 좁아진 곳이 있을지도 모른다.

또 넓적다리 윗부분에 있는 대퇴동맥이 양쪽으로 잘 만져지지 않으면 대동맥축착(縮窄)을 의심해 볼 수 있다. 이때 위쪽은 고혈압, 아래쪽은 저혈압이 된다. 더 빈번하게 나타나는 것은 간헐성파행인데, 걷다가 갑자기 한쪽이나 양쪽 다리가 아파져 걸을 수 없게 된다. 이 폐색성 동맥경화증은 앞으로 사회가 더 고령화됨에 따라 늘어날 것으로 추측되며 고혈압의 합병증에서 중요시된다. 이런 의미에서 넓적다리 윗부분(대퇴동맥), 무릎 안쪽(슬와동맥), 복사뼈(후경골동맥), 발등(족배동맥)을 세밀히 촉진해서 맥을 가려낼 수 있는 유능한 의사를 만난다는 것은 커다란 행운이다.

그밖에 붓는 증세(浮腫)는 신질환이나 심부전의 증상인데, 배(復水), 하퇴, 발등 등을 손가락으로 눌러 진단한다. 누워서 일어나지 못하는 환자는 배(背), 둔부(臀部), 음부(陰部)의 부종을 진단할 때 유리하다. 단, 종아리가 붓는 현상은 특정한 병의 징후라고 볼 수 없다.

이상이 고혈압과 관련된 최소한의 신체소견이다. 이러한 관찰을 다 한다손치더라도 10분 이내에 끝나므로, 의사는 초진환자가 오면 모두 시행해야 할 것이다.

검사소견

POS 중 객관적인 소견으로, 초진시 스크리닝을 목적으로 하는 검사는 한정되어 있다. 요에서는 정성검사(定性檢査)라고 해서 단백질, 당, 잠혈반응(潛血反應)을 조사한다. 혈액은 신(腎)기능을 나타내는 혈청크레아티닌, 원발성 알도스테론증의 감별에는 혈청갈륨, 통풍(痛風)과 관련해서는 혈청 요산치, 다혈증과 관련해서는 헤모글로빈 수치 등을 필요에 따라 검사한다. 그밖에 일반적으로 하는 검사는 심전도나 흉부엑스레이검사가 있지만 이러한 것들은 보조적인 수단으로 실시한다.

평 가

넓은 의미의 진단에 해당하는 것이 평가이다. 앞에서의 문진, 신체소견, 스크리닝 검사와 평가를 초기 데이터베이스라고 한다. 여기서 건강관리상의 문제를 추출하여 중요한 순서를 매긴 것이 문제리스트이다.

본태성 고혈압을 예로 들면 당연히 No.1이 본태성 고혈압이고, No.2:협심증, No.3:일과성뇌허혈발작, No.4:간헐성파행, No.5:당뇨병, No.6:고지혈증, No.7:통풍 등이 될 것이다. 단, 중요한 정도를 따지자면 꼭 이 순서대로라고 할 수 없다. 왜냐하면 중증도나 절박성에 따라 달라지기 때문이다. 일례로 협심증이 몇 년 동안 계속되고 있는 안정형일 경우는 이 순서대로도 괜찮으나, 불안정적이어서 심근경색이 절박하든가 그 정도는 아니더라도 최근 2개월 이내에 어떤 증상이 나타난 진행성일 경우에는 그것이 No.1이 된다. 일과성 뇌허혈발작이나 간헐성파행도 마찬가지이다.

계 획

문제리스트에 따라 케어는 진단, 치료, 교육, 경과관찰을 포함하여 포괄적으로 계획된다. 스크리닝 단계에서 속발성 고혈압일 가능성이 희박하다고 판단되면 그 이상의 검사는 하지 않는다. 그래서 상황에 따라 문제를 해결하기 위한 치료계획이 결정되고 어떻게 할 것인가를 포함하여 환자에게 설명한다. 환자가 이런 과정을 승낙하고 이해하면 의사의 역할과 환자의 역할을 의논해서 합의한 다음 확인하고 난 후에야 케어가 시작되는 것이다. 만약 그 때까지의 경과에서 납득할 수 없는 점이 있으면 치료에 들어가기 전에 의사의 의견을 확인한다. 그래도 납득이 가지 않든가 또는 만약을 위해 이차진료소견서를 구하는 것은 환자의 권리이다.

특히 약물요법을 시작할 때 많은 환자들은 약간의 저항감을 느끼게 되는 것이 보통이다. 일단 강압제를 사용하기 시작하면 치료를 중단할 수 없기 때문에 주저하는 것 같다. 본태성 고혈압의 원인은 알 수 없으므로 치료목표는 혈압을 조절하는 것이지 치유가 아니다. 아주 드물지만(2% 이하), 치료 중에 혈압이 내려가 약을 먹지 않아도 정상혈압을 유지하게 되는 경우도 있으나 대부분은 다시 혈압이 높아지므로 약을 장기복용하게 된다.

약을 사용하는 데 있어서는 부작용을 우려하는 사람들도 많고, 평생 약을 먹어야 한다는 불안감이 약물요법을 시작하기에 앞서 주저하게 만드는 요인이라고 생각된다. 약물의 사용은 ①치료하지 않았을 경우의 불이익, ②치료했을 경우의 이익, ③치료했을 경우의 불이익을 종합해서 결정한다. 이익이 불이익을 크게 상회한다는 판단에 의해 약물을 처방하는데, 완전한 안전보증하에서 치료를 하는 것은 아니다.

약의 효용은 강압제라면 본래 강압효과지만, 시판된 후 대규모의 조사를 보면 예기치 못한 다른 좋은 효과를 본 경우도 꽤 있다(제5장 참조). 이러한 약제역학(藥劑疫學) 연구는 앞으로 더 활발해 질 것이다. 의사의 판단은 어디까지나 어떤 시점에서 환자와의 합의를 바탕으로 하는 것이며 환자도 그 전후 사정을 충분히 이해해야 한다.

이상에서 여러분들은 고혈압이 단지 혈압만 측정해서 진단하는 것이 아니라는 것을 알게 되었을 것이다. 늘 시간에 쫓기는 일상의 진찰에서 의사가 얼마나 정확하게 직업정신을 가지고 진찰하고 있는지 환자의 입장에서 평가하는 기준 같은 것이 생겼을 것이라고 생각한다.

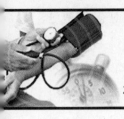

제4장 | **속발성 고혈압**

어떤 종류가 있을까

왜 혈압이 높아지는지, 그 원인이 특정하지 않은 것을 본태성 고혈압 또는 원발성 고혈압이라고 한다는 것에서 알 수 있듯이 진단을 할 때는 특정한 원인을 찾아 분명하게 해야 한다. 전체 고혈압 중 본태성 고혈압이 차지하는 비율은 대략 95% 이상이라고 한다. 특정한 원인이 있는 것은 매우 드물다.

따라서 모든 환자들에게 엄밀한 감별이나 진단을 하기 위한 검사를 하게 되면 많은 시간과 비용이 들고 현실적이지 않다. 그래서 일반적으로는 초진을 할 때 미리 정해진 스크리닝 순서에 따라 진단을 한다. 여기서 이상이 없으면 본태성 고혈압이라고 판단하고 그 후의 순서를 진행하는 것이 보통이다.

특정한 원인이 있는 속발성(이차성) 고혈압은 표 4-1과 같이 신성 고혈압, 부신성 고혈압, 신경성 고혈압, 기타 고혈압으로 분류된다.

표 4-1 속발성 고혈압의 원인질환

신실질성 고혈압	만성사구체신염, 당뇨병성신증, 만성신우신염, 다발성농포신 등
신혈관성 고혈압	동맥경화, 대동맥염증후군, 선유(線維)·근이(筋異)형성증 등
부신성 고혈압	원발성 알도스테론증, 선천성 부신피질 과형성, 쿠싱증후군, 갈색세포종 등
신경성 고혈압	쿠싱 반응, 폴리오, 급성간헐성 포르필린증, 길란바레 신드롬 등
기타 고혈압	대동맥 축착증(縮窄症), 임신 중독증 등

신성이란 신장과 관련된 질환에 의해 혈압이 높아지는 것이다. 원래 신질환과 고혈압은 고혈압이 원점이다. 이것은 신실질성 고혈압과 신혈관성 고혈압으로 나누어진다. 신실질성 고혈압은 신장 중에서도 혈액을 여과해서 요를 만드는 사구체라는 부위의 병으로 급성 및 만성 사구체신염이 가장 많다. 다발성 농포신은 유전, 가족의 병력에 기인하며 신실질이 파괴된 결과로 만성 신부전이 되어 혈액을 투석하게 된다.

신혈관성 고혈압은 신동맥의 협착이 원인이 되어 고혈압이 되는 것이다. 협착의 원인으로 가장 많은 것이 고령자에게 생기는 아테롬(atheroma)성 동맥경화이다.

최근, 이 병은 사회의 고령화가 진행되어 발병률이 높아졌다. 정상혈압이었던 고령자가 최근 들어 고혈압이 된 경우는 가장 먼저 생각해 봐야 하는 것이 이 아테롬성 동맥경화증(atherosclerosis)이다. 이보다 빈도는 낮지만 중년기 이후에는 대동맥염증후군이 나타날 확률이 높아진다. 신혈관성 고혈압은 원래 골드블랫(Goldblatt) 등이 실험적으로 개의 한쪽 신동맥에 부분적인 협착을 만들어서 다른 한쪽 신장을 적출한 고혈압 모델과 같은 원리로 생기는 고혈압이다. 신동맥의 협착 때문에 혈류가 부족해져서 허혈상태가 된 신장에서 방출되는 레닌이 강력한 승압물질인 안지오텐신Ⅱ의 혈중농도를 높여 혈압이 올라가는 현상이다.

부신성 고혈압이란 부신의 피질이나 수질(髓質)에서 분비되는 호르몬의 과잉으로 생기는 고혈압이다. 피질성인 것은 ①광질(鑛質)호르몬으로 전해질, 특히 칼륨이 대사에 관련된 알도스테론이 과잉 분비되는 원발성 알도스테론증, ②당질 호르몬인 당의 대사에 관련된 당질 코르티코이드가 과잉 분비되는 쿠싱 증후군, ③매우 드물지만 선천성 부신피질 과형성에 의해 고혈압이 되는 선천성 부신 과형성 등이 있다. 수질에 관련된 것으로는 갈색세포종이 있다.

신경성 고혈압은 실제로는 거의 찾아보기 힘든데 다음과 같은 증상이 있다. ①여러 가지 원인(뇌혈관장애나 뇌종양)에 의해 뇌압이 항진할 때 맥이 느려지면서 동시에 현저하게 혈압이 상승하는 쿠싱 반응, ②하부 뇌간(腦幹)이라고 해서 순환이나 호흡조절에 중요한 역할을 하는 연수(延髓)나 교(橋)에 염증이 생기는 폴리오(소아마비), ③경동맥동(頸動脈洞)신경이나 대동맥신경에 장애가 생기는 급성 간헐성 포르필린증, ④길란바레 신드롬이라는 신경염 등에 의한 고혈압을 들 수 있다.

기타 대동맥 축착증은 선천성 질환으로 흉부 대동맥이 부분적으로 좁아져 팔의 고혈압과 다리의 저혈압을 가져온다. 또 임신을 계기로 혈압이 상승하는 임신중독증(임신성 고혈압) 등 여러 가지 질환으로 속발하는 것이 있다.

속발성 고혈압에서는 원인을 특정(特定)할 수 있지만, 다 치료가 되는 것은 아니다. 수술로 완치되는 것도 있고, 수술을 할 수 없어 약물요법을 선택할 경우에는 완치를 기대할 수는 없지만 혈압은 대부분 조절가능하다.

속발성 고혈압의 특징

고혈압의 95% 이상을 차지하는 본태성 고혈압을 진단하기 전에, 찾아내는 경우는 드물지만, 속발성 고혈압 상태인지 아닌지를 감별한 후에 아니라는 것이 판명되어야 비로소 본태성 고혈압으로의 접근하기 시작한다. 본태성 고혈압과는 달리 속발성 고혈압에서는 혈압의 상승 이외에 특징적인 증상이나 징후가 동반되는 경우가 많다. 문진, 신체소견 그리고 몇 가지 정해진 검사소견으로 비교적 정확하게 진단해 낼 수 있다. 모든 대상자들을 감별하기 위해 완벽하게 검사할 수 없기 때문에 오늘날에는 대략 검진을 위한 접근방법이 정해져 있다. 그러면 각 고혈압의 대표적인 상태를 알아보자.

■ 부신성 고혈압

갈색세포종
부신(副腎)은 신장 위에 있는데 외부의 피질과 내부의 수질(髓

質)로 나뉘어져 있다. 갈색세포종은 수질에 있는 교감신경성 세포에서 생기는 종양이다. 세포를 염색할 때 크롬에 의해 갈색으로 염색되므로 이런 이름이 붙게 되었다. 전신으로 전이되는 아주 악성인 것부터 비교적 양성인 것까지 다양하다.

이들 세포는 혈압을 상승시키는 호르몬인 아드레날린이나 노르아드레날린이라는 카테콜아민을 분비하는 것에서 방출되는 물질과 방출되는 방법에 따라 특정한 증상이나 징후가 나타난다. 카테콜아민이 간헐적으로 방출되면 발작적으로 혈압이 상승하고, 지속해서 방출될 때는 고혈압이 계속되게 된다. 또 아드레날린을 주로 방출하는 타입에서는 발작과 함께 주로 수축기압이 현저하게 높아지고 빈맥에 의한 동계(動悸), 발한, 안면홍조, 떨림, 불안 등의 증세가 나타난다. 한편, 노르아드레날린이 방출될 때는 수축기압, 확장기압이 함께 높아지는데 빈맥은 강하지 않다. 또 안면이 창백해지고 식은땀이 나기는 하지만 불안과 동계는 별로 없다. 카테콜아민은 대사를 항진시키므로 체중이 감소한다. 일반적으로, 두통(head Pain), 동계(Palpitation), 안면 홍조(Pallar), 발한(Perspiration)을 '4P'라고 한다.

혈장의 아드레날린이나 노르아드레날린 그리고 요의 메타네프린을 측정해서 상승하는 것을 확인하면 CT나 MRI, 아이소도프(Isotope)를 이용한 핵의학검사로 부위나 크기를 진단한다.

양성인 경우나 악성이라도 전이가 없거나 부위가 국한되어 있는 경우에는 수술로 종양을 적출한다.

원발성 알도스테론증(Primary Aldosteronism)

부신피질에서 분비되는 알도스테론의 과잉분비에 의해 생기는 고혈압으로, 피질이 과잉 형성되어 생기는 것과 종양(腺腫)에 의한 것이 있다. 주로 마른 타입의 젊은 성인층에(여성에게 많음) 보이며, 근육에 경련이 일어나고 쉽게 피로해 지는 등의 증상이 있다. 이것은 알도스테론 과잉으로 혈액의 칼륨이 저하되어 생긴다고 여겨진다.

검사로는 ①혈장 레닌 활성저하, ②혈청 칼륨치 저하, ③혈장 알도스테론의 과잉여부를 조사한다. 부위나 성상(性狀)을 진단할 때는 호르몬 부하시험, CT, MRI, 핵의학검사를 한다.

종양의 경우는 수술로 적출하며, 둘 다 과형성(종양과 달리 호르몬을 분비하는 정상세포가 과잉증가 하는 경우)일 경우는 약물요법을 실시한다.

쿠싱 증후군(Cushing's Syndrome)

부신피질의 당질 호르몬인 코르티솔의 과잉분비로 생기는 고혈압으로 양성(과형성)과 악성이 있다. 고혈압 이외의 주요한 병상과 징후에는 체간(體幹)비만(손발을 제외한 중심성비만이라고도 함), 근력저하, 다혈증, 피하출혈 등이 있다. 부수적인 증상과 징후는 하복부의 얇아진 피하에 적색의 선조가 보이는 적색피하선상, 부종, 다모증, 생리 이상, 내당능(耐糖能) 이상 등이다.

상황에 따라 수술(부신의 적출), 방사선요법(X-선이나 아이소도프에 의한 조사) 또는 약물요법을 선택한다.

■ 신성 고혈압

신실질성 고혈압

신장 자체에 장애가 있어서 생기는 고혈압에서는 급성이나 만성 사구체신염이 가장 많다. 그밖에 유전성이 있는 질환에는 다발성 농포신이 있다. 신염의 과거 병력, 요단백, 요침사의 이상, 혈청 크레아티닌이나 요소질소의 상승은 루틴검사로 쉽게 정보를 얻을 수 있다. 농포신은 초음파법이나 CT로 진단할 수 있다.

통상적인 약물치료 외에 신부전이 진행되면 혈액 투석이나 신장 이식을 한다.

신혈관성 고혈압

이제까지 정상이었던 혈압이 최근에 갑자기 높아지고 상복부의 혈관잡음, 매우 높은 혈압치, 치료저항성, 신장의 외상(外傷) 병력 등을 특징으로 하는 고혈압이 있다. 이것은 신동맥의 협착에 의해 생기는 고혈압으로 진단할 때는 핵의학검사나 MRI검사가 유용하다. 특히, MRI는 환자의 부담이 적고 진단결과도 정확하므로 오늘날에는 필수검사가 되었다. 물론, 치료법을 결정할 때는 X-선에 의한 혈관조영(血管造影)검사를 한다.

동맥경화성에 생기는 고령자의 혈관장애는 다발성이고 병변(病變)이 복잡하고 긴 것도 있어 바이패스술이나 PTCA(관상동맥혈관 확장술) 또는 스텐트(스텐인리스 스틸 망상)를 사용한 혈관 형성술은 하기가 어려워 대부분의 경우 약물요법을 선택한다. 약물저항성 때문에 치료에 어려움도 있지만 여러 가지 약물을 조합하여 예전에 비하면 치료효과가 높아졌다. 비교적 젊은층에서 보이는 선유 근이형성증(線維筋異形成症)에는 PTCA나 스텐트의 삽입이 가능하므로 완치되는 경우가 많다.

■ 대동맥 축착증

이것은 선천성 혈관 이상으로 흉부대동맥이 협착하기 때문에 팔에서는 고혈압, 다리에서는 저혈압이 되는 병이다. 따라서 팔과 다리의 맥을 짚어보면 쉽게 진단할 수 있다. 현재에는 부위나 형성은 MRI로 진단한다.

중증 심부전을 초래하는 상태나 다른 심장 혈관의 기형을 합병하고 있을 때는 생후 곧바로 수술을 한다. 경증이고 유아기를 문제없이 보낸 아동은 4~6세까지 수술을 한다. 수술 후 고혈압이 지속되는 경우는 거의 없으나 있으면 약물요법을 계속해서 실시한다. 이것은 원래 소아기에 진단되지만 드물게는 성인이 되어도 모르고 지내는 경우도 있다. 다리의 맥을 짚어 보면 알 수 있으므로 이 점에서도 초진을 할 때의 진찰이 얼마나 중요한지 알 수 있다.

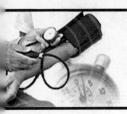

제5장 | **고혈압 치료는 과학의 승리**

20세기는 의학이 자연과학으로서 가장 진보한 시대이다. 1960년 이후 고혈압도 규명과 치료에 있어 혁신적으로 발전하였다.

고혈압에 관해서는 여전히 본질은 알 수 없으나 단순한 혈압만의 문제가 아니라 여러 가지 원인으로 생기는 세동맥을 중심으로 한 혈관병이라고 생각하게 되었다. 동시에 혈액의 응고법(응고선용계)에 이상이 생기고 당대사 이상(당뇨병)이 혈관에 더욱더 손상을 가해 동맥경화를 진행, 악화시켜 최종적으로는 심장, 대동맥, 신장, 뇌 그리고 전신의 중·소동맥 등의 표적장기(고혈압이 지속됨으로써 장애를 받기 쉬운 장기)에 장애를 초래하여 결국 죽음에 이르게 된다는 결론이다.

이러한 과정 중에서, 환자들의 상태를 파악하고 치료의 목표를 정해 치료계획을 세우며 그 계획을 실천한 후 평가하는 일련의 순서는, 오늘날 대부분이 국제적으로 일치된 견해를 보이고 있는 시점에서 새로운 세기를 맞고 있다.

그러나 이러한 지침은 어디까지나 기본적인 순서를 나타내는 지침으로 모든 대상자들에게 해당되는 것이 아니다. 실제 판단에서는 의사의 재량권을 폭넓게 인정하고 있다.

앞으로의 의료체계는 주로 경제적인 측면부터 크게 변할 것이다. 그러나 나는 어떤 일이 있어도 의료자의 재량권은 유지되어야 한다고 생각한다. 단, 그 타당성에 관해서는 항상 다방면으로 생각해 보아야 할 것이다. 특히 치료를 받는 사람들로부터 정당한 평가를 받아야 할 것이다.

초기 치료계획을 어떻게 세울 것인가

고혈압 환자의 리스크 층별화에 대한 것은 앞에서도 이야기 했으나 다시 한 번 살펴보자. 표 5-1에는 심혈관질환의 위험인자, 표적장기 장애 그리고 관련된 임상상태가 게재되어 있다. 이것과 혈압치를 분류하여 조합해서 리스크 상태를 판단한다(표 5-2). 이렇

표 5-1 고혈압의 예후에 영향을 주는 요인(일본고혈압학회 2000년 가이드라인)

심혈관병의 위험인자	고혈압, 흡연, 고콜레스테롤혈증, 당뇨병, 고령(남성 60세 이상, 여성 65세 이상), 젊은 나이에 발생하는 심혈관병의 가족 병력
장기장애 / 심혈관병	심장 : 좌심실비대, 협심증·심근경색의 과거력, 심부전 뇌　 : 뇌출혈·뇌경색, 일과성 뇌허혈 발작 신장 : 단백뇨, 신장애·신부전 혈관 : 동맥경화성 플라크, 대동맥해리, 폐색성 동맥질환 안저 : 고혈압성 망막증

표 5-2 고혈압 위험도 층별화 순서(일본고혈압학회 2000년 가이드라인)

혈압분류 / 혈압 이외의 위험요인	경증고혈압 (140~159 / 90~99mmHg)	중등증고혈압 (160~179 / 100~109mmHg)	중증고혈압 (≥180 / ≥110mmHg)
위험인자 없음	저 위험	중등 위험	고 위험
당뇨병 이외의 위험인자 있음	중등 위험	중등 위험	고 위험
당뇨병, 장기장애, 심혈관병 중 하나가 있음	고 위험	고 위험	고 위험

게 층별화된 대상자에 대하여 치료계획을 세운다.(그림 5-1)

수시혈압(평상시 혈압측정으로 얻은 값)이 정상범위에 있거나 그 이하면 고혈압에 관한 문제는 없는 것이다. 길게 경과를 보면, 이들 군에서 혈압이 높은 사람이 나타나는 경우가 전혀 없다고는 할 수 없으므로 안심해도 좋다고는 할 수 없다. 성인은 적어도 1년에 한 번은 혈압을 측정해 보는 것이 좋다.

이에 대해 정상 고위험군에서는 비교적 높은 빈도로 혈압이 상승하거나 심비대가 진행되는 사람이 있으므로 생활습관을 수정하면서 경과를 살핀다. 이 경우에는 생활습관이 수정되었는지의 여부가 중요하다. 의사도 이런 관점에서 경과를 관찰해야 한다.

저위험군에서는 더 적극적으로 생활습관을 개선해야 한다. 대략 반 년 정도 경과를 지켜봐서 효과가 없거나 충분하지 않으면 약물요법을 시작한다. 여기서 반 년이란 기간은 어떤 근거에 의한 것이 아닌 습관적인 기준이다. 이들을 시간의 경과에 따라 보면, 5년 정도 경과하면 전체적으로 혈압이 올라가고 좌심실 비대가 진행된다. 그러나 이것은 평균치며 모두 그렇게 된다는 것은 아니다. 그 중에는 그다지 변하지 않거나 오히려 혈압이 내려가는 사람도

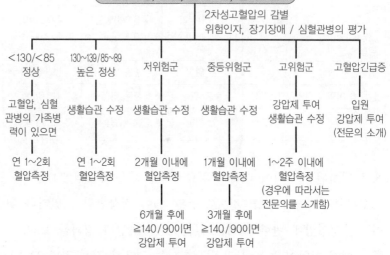

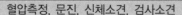

그림 5-1 **고혈압의 치료계획**(일본고혈압학회 2000년 가이드라인)

있다. 개개인의 문제로 다룰 때는 계속해서 관찰해야 올바른 판단을 할 수 있다.

내 진료방침은 단순하게 안정시의 혈압치를 판단하지 않고 필요에 따라 운동부하시의 혈압반응을 보거나 혈압의 하루 중 변동을 체크하거나 심장 초음파검사로 좌심실의 비대를 평가하여 예후를 예측하는 것이다. 저위험군 중에서도 비교적 위험률이 높다고 판단되는 사람은 약물요법을 시작한다. 안정시 혈압에 대해 기준치를 넘는 상태가 15년 이상 계속되고 있는 환자인데도 약물요법을 실시하고 있지 않은 경우도 적잖이 존재한다.

이러한 대응방법은 기본이 되는 가이드라인을 바탕으로 의사가 자신의 진료를 통해 판단기준을 갖게 된 것이다. 이를 퍼스널 가이드라인(P-guide line)이라고 한다. 나의 P-가이드라인은 내 자신이

1980년 이후 실시해 온 고혈압 관리 프로그램을 바탕으로 직접 제작한 것이다. 앞으로도 의학이 발전함에 따라 그에 맞추어 수정해 갈 것이다.

이러한 사고방식은 약물을 처방할 때 어떤 약을 선택할 것인지 의사가 판단해서 정하는 퍼스널 드러그(P-drug)의 생각과 비슷하다. P-드러그는 의사가 자신의 약상자에 어떤 약을 넣어두고 있는가가 문제로, 언제나 내용이 같은 것이 아니라 의학이나 의료의 진보에 따라 변해 간다. 그때의 판단은 최신으로 입수한 근거를 바탕으로 하며, 이러한 의료의 진행방법을 '근거를 바탕으로 한 의료(Evidence-Based Medicine:EBM)'라고 한다. 여기서 말하는 근거란 판단의 기준이 되는 연구결과나 연구결과를 바탕으로 한 총설(總說) 등이다. 기초적인 의학논문이나 대규모 임상연구 데이터, 메타분석(많은 소규모 연구를 수집하여 결론을 내는 연구), 학회나 공공기관 회원지의 회침 등도 포함된다.

고혈압 초기계획에서 가장 어려운 문제는 누구에게, 어느 시점부터, 어떻게 약물요법을 시작할 것인가이다. 모든 환자는 이 순서를 잘 이해하고, 의사의 사고과정을 헤아려보는 것이 중요하다. 그러한 의미에서 앞에서 말한 의사의 재량이 가장 필요한 것이 저위험군에 대한 판단이다. 일반진료에서는 이러한 저위험군 환자들이 가장 많으므로 우리의 문제라고 할 수 있으므로 가장 중요한 과제라고 할 수 있다.

중등위험 이상에서는 생활습관 개선을 바탕으로 약물요법을 시작한다. 이 선택에 대해서는 별다른 이론이 없다. 중요한 것은 어떻게 효과적으로 생활습관을 개선할 것인가와 어떤 약물을 선택

할 것인가이다. 의료의 진보로 고혈압 긴급증은 오늘날 거의 찾아
볼 수 없으나, 입원이 필요하고 신속하고 효과적인 강압이 필요하
다.(163쪽 참조)

생활습관 개선

생활습관 개선은 과연 효과적인가

본태성 고혈압이 생활습관병의 전형적인 예라는 것은 고혈압의
발병원인 중 환경인자에 해당되는 전부가 생활습관과 관련이 있
음을 보면 분명해 진다(그림 5-2). 여기에는 비만, 과음, 고염식, 운
동부족, 스트레스 등이 포함된다. 과연 고혈압을 관리하는 데 있어

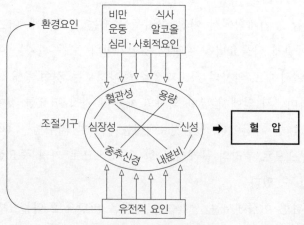

그림 5-2 고혈압 발병 순서
혈압 조절기구에는 유전적인 요인과 환경요인이 관련이 있으며, 유전적 요인은 환경요인
에도 영향을 준다. 환경요인은 생활습관과 밀접한 관계가 있다.

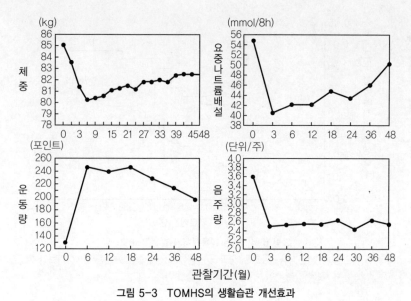

그림 5-3 TOMHS의 생활습관 개선효과

감량, 감염, 운동, 음주제한이 시험기간 중 양호하게 개선되었으나, 음주제한 이외는 후반에 원점으로 돌아가는 경향이 있다.(TOMHS, 1993)

서 생활습관을 개선하는 것은 효과가 있을까? 이 물음에 대한 확실한 해답은 없지만 1993년 미국에서 보고된 경증고혈압 치료 연구(Treatment of Mild Hypertension Study:TOMHS)가 유력한 근거를 제공하는 연구로 주목받고 있다.

이 연구에서는 902가지 예의 경증고혈압을 대상으로 모든 생활습관을 개선하면서, 위약군(234), 강압 이뇨제군(136). α_1차단제군(134), β차단제군(132), 칼슘길항제군(131), 안지오텐신 전환효소 억제제군(135)의 6개 군으로 나누어, 평균 4.4년 경과시의 각 군의 변화를 비교했다.

생활습관 개선은 음주제한, 감량, 감염, 운동이 효과적으로 실행되었다는 것이 증명되고 있다(그림 5-3). 위약군에서도 수축기압/확

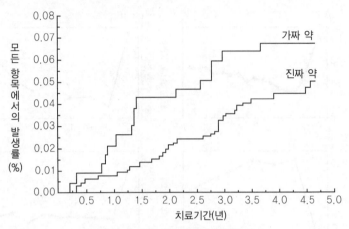

그림 5-4 모든 항목에서의 발생률 비교

사망, 뇌혈관장애, 심근경색 등 모든 항목의 발생률은 생활습관 개선군(가짜 약)보다 약물요법군(진짜 약 투여)이 확실히 낮아졌다.(TOMHS, 1993)

장기압이 각 9.1/8.6mmHg로 내려가는 변화가 보였다. 여기에서 위약(僞藥)이란 약리학적으로 순환계에 대한 효과가 없는 물질을 말하며 대조약으로 사용한 것이다. 그러나 이 가짜 약의 강압효과는 약물요법 전체의 강압효과인 15.9/12.3mmHg에 비하면 적었다. 사망, 장기장애 등 임상상 여러 가지 불이익 사건의 발생에 대해 보면, 위약군(생활습관 개선만 실시한 군)과 약물요법군 전체에서 각 16.2%와 11.1%로 약물요법 쪽이 치료효과가 컸다.(그림 5-4)

실제, 생활습관 변용의 상태는 연구의 마지막에 가까이 갈수록 실시율이 낮아진다는 점에서 최종결과로 약물요법에 비해 떨어진다는 것이 증명된 연구이다. 그러나 임상상 불이익 사건을 치사(致死)성이나 비치사성 심혈관장애에 한정하면, 그 발병률에는 통계상 우연히 생겼다고 생각할 수 없는 차이가 보이지 않았다는 점에서(7.3% 대 5.1%) 만약 엄밀하게 생활습관을 수정했다면, 그 자체로 유용한 치료법이 될 가능성은 남겨져 있다. 그건 그렇다고치고 현실적인 문제는 생활습관 개선은 실행하기가 어려우며 실효를 거두기가 어렵다는 것이다.

생활습관 개선에 대한 이제까지의 역학적인 연구(치료대상을 개인이 아니라 집단으로 한 경우)를 정리하면, 생활습관 개선은 사망률을 조금이나마 저하시킨다고 생각된다. 심장혈관계의 질환(심근경색, 협심증, 급사)에 의한 사망률의 변화를 3대 위험인자인 고혈압, 고지혈증, 흡연에 대해 살펴보면 혈압 1mmHg의 저하시 2~4% 감소, 총콜레스테롤 2.5mg/dl 저하시 2% 감소, 흡연율 1% 저하시 0.5% 감소하여 어느 것이나 모두 개선되었음을 알 수 있다.

식염 제한

고염식이 고혈압과 밀접한 관련이 있다는 것은 의심할 여지가 없다. 옛날부터 감염식은 전국적으로 확장되어 왔으나, 최근에는 식염섭취가 조금 늘어나는 경향이 있다. 이것은 많은 가공식품 중에 염분의 함량이 많아졌다는 점에서 일상생활에서는 피하기 어려운 사정일지도 모른다.

식염과 고혈압에 관련해서는 식염감수성의 문제가 있다. 모든 사람이 식염에 대해 똑같이 반응하는 것이 아니므로, 식염에 감수성이 높은 사람에 대해서만 식염 제한은 의미가 있다. 하루에 200~400mmol의 나트륨(식염으로는 12~24g)을 10~30일 투여하면 혈압이 10% 또는 10mmHg 이상 높아지는 것을 식염감수성군이라고 하는데, 이들은 고혈압 전체의 20%를 차지한다. 이처럼 식염감수성은 정밀하게 검사해 보면 진단할 수 있으나 모든 사람들에게 이런 검사를 하는 것은 비용 면에서 적절하지 않다. 또 지나친 감염(1g이하)은 오히려 혈압을 높일 가능성도 있기 때문에 오늘날에는 그런 좋지 않은 결과가 나오지 않는 범위 내에서 하고 있다. 실시 가능한 하루 섭취량의 기준은 7g이다.

식염의 섭취량은 지역에 따라서도 차이가 있으나, 요리방법이나 식사 방법을 연구하면 대부분은 해결될 것으로 여겨진다. 게다가 음주나 흡연 습관을 수정하는 것에 비하면 훨씬 쉽다. 특히 장차 식습관이 형성되어 갈 젊은이들에게는 적극적인 감염 교육이 필요하다. 패스트푸드가 만연하고 있는 현실에서 젊은이들에 대한 음식 지도는 사회적인 문제로 보다 적극적으로 대처해야 할 것이다.

체중 감량

비만과 고혈압이 관련이 있다는 것을 모르는 사람은 없을 것이다. 물론 비만인 사람이 모두 고혈압인 것은 아니다. 또 감량을 하면 100% 혈압이 내려가는 것도 아니다. 그러나 역학적이나 임상적인 면에서 비만과 고혈압의 관련성과 감량에 의한 강압효과가 입증되고 있다. 특히 비만은 학생이나 젊은층에서 심각한 문제가 되고 있으므로 예방 차원에서도 효과적으로 실천할 필요가 있다.

비만은 체질량지수(Body Mass Index : BMI)로 측정한다. BMI는 체중(kg)을 키(m)의 제곱으로 나눈 값인데, 보통 24 이상을 비만이라고 한다. 체형에 따라서도 병의 특징으로서의 의미가 다르다. 웨이스트 대 힙(W:H) 비가 0.85 이상을 복부비만이라고 한다. 여성에게 많은 배(梨)형에 비해서 상복부비만은 사과형이라고 한다. '죽음의 4중주(245쪽 참조)' 중 하나인 비만은 이 타입의 비만이라고 여겨지고 있다. 물론 배형 비만도 안전하다는 것은 아니며 비만이 아닌 사람에 비해 리스크가 높다.

감량은 현재 어느 정도 열량을 섭취하고 있는지 알코올 음료의 섭취도 포함해서 평가한 후 시작해야 한다. 현대의 식습관에서는 부족한 것이 거의 없으므로 어떻게 여분의 것을 다듬느냐 하는 것이 문제이다. 운동만으로 감량을 바라는 것은 현명하지 않다. 사과 한 개의 열량을 운동으로 소비하기 위해 20분 이상 달려야 한다면 먹으면서 달려도 과잉 열량은 소모되지 않는다. 괴로운 공복감을 느끼는 일 없이 감량은 바랄 수 없다. 3개월에 5kg 정도 감량하는 것은 실현 가능한 목표이다. 이로 인해 의학적으로 지장이 생기는 일은 없다.

과체중으로 운동을 하려면 여러 가지 불이익을 감수해야 한다. 단기간의 감량에는 성공할 수 있어도 장기간 그것을 유지하는 것은 어렵다. 경험상 3년 정도 지속할 수 있다면 그 후에는 고생 없이 체중을 조절할 수 있다.

체중은 고혈압과는 다른 문제지만, 젊은이들과 중년 여성의 체중이 해마다 줄어들고 있다. 만약 고혈압 때문이 아닌 미용상의 이유로 체중을 줄이고 있다면 심각한 사태다. 감량에 동반되는 영양장애는 노년기에 이르러 심각한 장애를 초래할 수도 있다. 목적을 불문하고 무리한 감량은 많은 지식인들이 우려하고 있는 점이다.

음주 제한

음주와 혈압의 관계는 역학적으로 인정되고 있으나, 어떤 이유로 혈압이 높아지는지는 분명하지 않다. 여러 가지 이론이 분분하지만 기본적으로는 에탄올이 세포 내의 칼슘농도를 높여 혈관 평활근의 긴장을 항진시키거나 중추신경계의 혈관운동중추 및 뇌하수체와 부신계의 호르몬 조절에도 영향을 주어 고혈압을 초래한다는 것이 일반적이다.

오늘날, 술은 백약(百藥)도 아니고 혈청 고밀도 콜레스테롤을 높이거나 혈소판기능을 억제하는 등의 아스피린의 효과가 있다고 해서 추천하는 음료도 아니다. 의사는 건강을 위해 음주를 시작한다는 의견에 반대해야 할 것이며 음주자에 대해서는 적정량을 지도하는 입장을 취해야 할 것이다.

일본고혈압학회의 고혈압치료가이드라인에 의하면, 에탄올 양으로 환산해서 하루 적정 알코올 섭취량은 남성은 20~30g, 여성은 10~20g이라고 되어 있다. 알코올음료에서 에탄올 양을 산출하는 방법은 다음과 같다. 모든 주류의 겉면에는 반드시 농도가 표시되어 있으므로 이것을 가지고 계산한다. 예를 들면 맥주의 에탄올 농도는 5%이므로 350ml의 캔 맥주일 경우에 한 캔의 에탄올 양은 17.5ml가 된다. 이것을 중량으로 환산하려면 비중을 곱하면 되겠지만, 에탄올은 정제정도에 따라 등급과 비중이 각각 다르다. 그러나 대략 0.8 정도이므로 캔 맥주 하나에는 14g의 에탄올이 함유되었다고 보면 된다. 마찬가지로 청주나 와인은 대략 14%(독일의 백포도주는 10%이하가 많다), 위스키는 24% 정도이므로 여러 가지 종류의 술을 마시더라도 마신 양만 안다면 간단히 계산할 수 있다.

운동

고혈압의 환경요인 중 하나는 운동 부족이다. 그런데 운동을 하면 정말 혈압이 내려갈까? 이 점에 관해서는 국제적으로도 여러 가지로 의견이 분분하여 아직 의견 일치를 보지 못하고 있다. 일본의 경우는 모든 유산소운동에 강압효과가 있다는 유력한 연구가 있고, 고혈압의 진료에서 운동요법은 건강보험에서도 인정되고 있는 치료법 중 하나이다.

고혈압과 운동요법이라는 키워드로 1966~1998년 사이에 보고된 세계의 문헌을 검색한 결과를 소개하겠다. 대상자가 명확하고 운동요법에 대한 기재도 상세하며 강압효과와 약물의 영향이 분명하게 나타나 있는 문헌 중에서 중년남성을 대상으로 20가지 이상인 연구로 축소하고, 혈압은 수축기압 140mmHg 이상, 확장기압 90mmHg 이상인 조건하에서 39편의 논문을 찾았다.

운동은 대부분 걷기와 조깅이었고 강압효과는 무작위로 추출한 연구에서는 7/5mmHg, 무작위 추출이 아닌 연구에서는 9/7mmHg 였다. 많은 변화는 아니지만 통계학적으로는 의미 있는 혈압의 저하이다. 대상자 중에는 이미 약물요법을 실시하고 있는 사람들도 포함되어 있으나 강압제를 복용하고 있더라도 같은 효과를 볼 수 있다. 또 가정에서 하는 운동과 운동시설에서 하는 운동은 효과 면에서 차이가 있었다. 강압효과는 운동을 시작한 후 10주 후부터 나타났으며 운동을 중지한 후 10주가 지나면 효과가 없어졌다. 13주 이상 장기간 운동을 했을 경우에 효과가 더 컸고, 매일매일 운동하면 주 3회 운동하는 것보다 33%나 더 큰 효과가 나타났다. 또한 30~45분 운동하는 것보다 45분 이상 운동하는 것이 효과가 컸다. 그리고 빠른 걸음으로 걷거나 조깅으로 가볍게 땀을 흘리는 정도의 운동이 보다 효과적이라는 결론을 얻었다.

연령에 대해서 검토한 보고서는 많지 않았지만 나이와는 별로 상관이 없다는 것을 알게 되었다. 이상을 정리해 보면 중년 남성이 고혈압일 경우에 운동은 효과적인 치료법이며, 가볍게 주 3~7회 다이나믹한 운동(유산소운동)을 45~60분 실시하는 것이 효과적이라고 할 수 있다.

유산소운동이란 흡입한 산소를 쓰면서 하는 운동으로 근육의 길이는 늘거나 줄거나 하지만 장력이 발생하지 않는다. 배를 젓는 운동을 연상하면 좋을 것이다. 이에 대해 혐기(嫌氣)성 운동이란 산소를 사용하지 않는 운동으로 근육의 길이는 그대로이나 역으로 강한 장력이 생기는 운동이다. 수상스키를 탈 때 팔 다리가 힘이 들어가 늘어난 상태나 그물을 끌어올릴 때 강한 긴장이 생기는 것을 연상하면 될 것이다.

가벼운 운동은 비만인 사람도 위험이 적어 쉽게 시작할 수 있다. 운동 강도는 경사가 진 벨트 위를 걸으면서 심전도를 체크하거나 저항이 있는 자전거 페달을 돌림으로써 운동 부하시험을 하여 최대로 산소를 이용할 수 있는 운동 강도를 측정하고, 그 레벨의 산소 섭취량(최대 산소섭취량)이나 심박수(최대심박수)의 몇 %로 나타낸다. 이 값은 개인에 따라 차이가 있으므로 실제 테스트해서 측정하는 것이 가장 좋지만 건강한 사람들에게 운동 부하시험을 하는 것은 비용이나 효과 면에서 적절하지 못하므로 다음과 같은 간편한 식으로 산출하기도 한다.

예를 들어 60세 남성의 경우에 220-나이(60)=160이 최대심박수(박/분)가 되며, 이 최대레벨의 70~85%, 즉 운동 중 심박수(맥박수)가 112~136(박/분)이 되는 운동이 중증도의 강도로, 저 레벨은

70% 이하, 고 레벨은 85% 이상이다. 그러나 실제 이렇게 간편한 공식을 적용할 수 있는 것은 운동에 대해 평균적인 심박 반응을 보이는 제한된 사람들뿐이다. 그래서 고혈압과 같이 심박수 외에 운동을 하면 혈압이 현저하게 상승하는 상황에서는 운동 처방을 받는 편이 안전하다.

기타 환경요인

일반적으로 스트레스는 혈압을 상승시킨다고 하는데, 어떤 스트레스가 어떻게 영향을 주는지는 개인적인 차이가 있으므로 일반론을 말하는 것은 별 의미가 없다. 또 스트레스 완화에는 자기 컨트롤 법이나 여러 가지 긴장 완화 방법의 효과가 보고되고 있으나 현재로서는 확립된 유효한 치료법은 없다. 그러나 모두 효과가 없다는 것은 아니므로 개인에 따라 각자 적절한 방법으로 실시할 것을 권장한다. 단, 노력한 것에 비해 별로 효과가 없으면 오히려 좌절감을 느낄 수 있으므로 신중한 배려가 필요하다.

흡연은 일시적으로 혈압을 상승시키지만 고혈압의 위험인자는 아니다. 그러나 고혈압이면서 흡연을 하는 사람에게 뇌혈관장애가 많다. 또 심근경색을 포함한 허혈성심질환의 위험인자로 고혈압, 고지혈증과 함께 흡연을 들고 있다는 점에서 고혈압인 사람에게는 금연을 권장한다.

계절과 관련해서 보면 일년 중 여름에는 혈압이 낮아지고 겨울에는 높아진다고 한다. 또 하루 중 이른 아침에는 혈압이 급상승(morning surge)하면 심근경색의 발병과 관련이 있다는 보고가 있다.

고온 입욕(42도 이상)은 심근경색 등 허혈성심질환에 좋지 않은

데 혈압에 대해서도 마찬가지이다. 또 장시간 입욕을 하면 지나치게 혈관이 확장되어 현기증이 나거나 실신을 하는 경우도 있다. 약물요법을 실시하고 있는 환자는 절대 해서는 안된다.

그밖에 배변시 배에 힘을 주면 혈압이 갑자기 높아지는 경우가 있으므로 평상시 변비가 되지 않게 신경써야 한다. 성교는 심근경색을 포함한 허혈성심질환에서는 관심이 높지만 고혈압 자체에서는 그다지 문제가 되는 일은 없다. 평상시의 성교는 별 문제가 없지만 그렇지 않은 경우나 혈압 조절이 잘 안되어 있을 경우에는 갑자기 혈압이 높아지는 경우가 있으므로 필요에 따라 ABPM(연속자동혈압측정법)으로 성교 중 혈압변화를 평가한 후 적절한 약물요법으로 혈압을 조절해 두어야 한다.

약물요법의 기본적인 사고방식

약물요법은 언제 시작하는가

고혈압긴급증과 같이 절박한 사태가 일어나지 않는 한 바로 혈압을 내려야 하는 경우는 없다. 먼저, 일정한 순서에 따라 위험을 층별화(stratification)한 후 모든 대상자에게 생활습관 수정 프로그램을 실시한 다음 강압제를 사용해도 적응이 가능하다고 판단되는 경우에만 약물요법을 실시한다.

그런데 약물요법을, 가끔 감기나 위장장애로 진찰을 받았을 때의 혈압치를 판단해서 주치의가 처방한 것을 그대로 계속하고 있는 경우가 종종 있다. 최근에는 건강진단에서 혈압이 높다고 약물요법을 시작하는 경우를 적잖이 볼 수 있는데, 의사나 환자의 판단으로 결국 약물요법을 중지하게 되는 일이 많다. 강압제를 사용하는 약물요법은, 한 번 시작하면 치료 중에 혈압이 정상이 되어 치유되는 경우가 거의 없기 때문에 초진시 판단을 잘못하면 필요 없는 치료를 하게 된다. 이런 일은 적극적으로 막아야 하므로 환자도 충분히 설명을 듣고 이해한 다음 의미 있고 효과적인 치료가 될 수 있도록 노력해야 할 것이다.

내 환자 중에는 10~20년 경과 후에 약물요법을 실시할 때 충분히 약물요법이 필요함을 설명했는데도 불구하고 환자가 바로 결심하지 못하는 경우가 종종 있었다. 그때는 대략 2주 정도 시간을 주고 가족과 다른 의사들의 의견을 들어보고 결정하도록 하고 있다. 이런 과정 없이는 평생 계속되는 치료에서 성공할 수 없다.

약물요법은 정말 효과적인가

약물요법의 유효성에 대한 논의는 일상적인 진료에서는 잘 이루어지지 않는 것이 현실이다. 왜냐하면 실제로 이런 질문을 하는 환자가 적고 유효성을 실증한 연구도 거의 없기 때문이다.

그러면 유효성을 어떻게 판단할까? 강압제가 혈압을 내리는 것은 당연하지만 강압효과는 어느 정도 얻을 수 있을까? 고혈압은 단순한 혈압만의 질병이 아니며 그 원인도 확실하지 않다. 그래서 혈압을 내린다는 것은 방편이며 대증요법에 불과하다. 결국, 혈압이 내려갔다고 치료의 목적을 달성한 것이 아니므로 다른 방법으로 효과를 입증해야 한다.

단순하게 생각해서 강압요법으로 수명이 연장되면 누구든지 그 유효성을 인정할 것이다. 꼭 강압요법이 아니라도 약물요법으로 심장, 혈관, 신장, 뇌 등 주요장기에 장애가 생기지 않게 된다면 신체에 장애가 생기는 일을 감소시키므로 환자들의 이해를 도울 수 있을 것이다. 그러나 효과의 기대치를 좀 낮추어 각 장기에 장애를 초래하기 전 단계에서 심비대를 예방하거나 요단백이 나오지 않게 하거나 경동맥 등 비교적 진찰하기 쉬운 동맥의 기능을 정상으로 회복시키면 강압제는 유용하다고 할 수 있을까?

질병의 마지막은 죽음이다. 죽음에 이르기 전에 주요 장기에 장애가 일어나는데, 이를 '진(眞)엔드포인트'라고 한다. 이에 대해, 주요장기에 장애가 일어나기 전 장기에 장애를 일으키는 여러 종류의 위험상태인 위험예측인자가 존재한다고 생각하고, 이를 '대체(代替)엔드포인트'라고 한다. 그러나 진 엔드포인트와 대체 엔드포인트와의 인과관계가 명확하게 증명된 것은 아니다. 또 대체 엔드포인트의 효과가 진 엔드포인트의 발병을 예방한다는 근거가 거의 없기 때문에 문제가 된다.

진 엔드포인트에 대해 강압요법이 유용하다는 근거는 현재로서는 불충분하다. 데이터는 모두 유럽의 대규모 연구를 바탕으로 한 것이며, 일본에서는 근거가 될 만한 연구가 충분하지 않다. 그러나 진 엔드포인트에 대한 근거가 없다고 해서 약물요법을 실시하지 않는다는 것은 윤리적으로 용납되지 않는다. 그래서 가이드라인에서 일정한 기준을 설정하여 약물요법의 시행지침을 제시하고 있다. 물론 대체 엔드포인트에 대한 유효성에 관해서는 일본에서도 많은 연구가 있으며 약물요법의 유용성을 인정하고 있다.

효과는 어떻게 평가할까

강압제의 유용성은 단순히 혈압을 내리는 것만으로 평가되는 것이 아니라 ①유효성, ②안전성, ③경제성의 세 가지 면에서 정말 환자에게 유효한 약인가의 여부를 판단한다.

먼저, 유효성에 관해 살펴보자. 당연히 강압효과가 클수록 좋은 평가를 받지만, 오늘날에는 강압효과 이외에도 부수적으로 좋은 효과들이 많을수록 가치가 높다. 예를 들면, 고혈압 환자는 동맥의 내피세포기능이 저하되어 있으므로 혈관이 쉽게 긴장하거나 혈액이 쉽게 굳어지거나 인슐린에 대한 감수성이 떨어져 당의 이용률이 저하되는 등 동맥경화를 촉진하는 여러 가지 좋지 않은 상황이 발생한다. 이런 증상을 정상화시키는 효과가 있으면 유효성이 높은 약이라고 할 수 있다.

실제로 많은 환자들이 약을 사용하는 동안에 약의 개발과정에서는 뜻하지 않았던 부수효과가 나타나 그것을 인정하게 된 일도 있다. 이러한 연구는 약제역학이라는 비교적 새로운 분야의 학문에 의해 약리학, 역학, 통계학의 방법을 이용하여 과학적으로 약의 작용을 모든 면에서 종합적으로 평가하는 식으로 이루어진다. 오늘날에는 이런 방식으로 새로운 결과들을 많이 얻었다. 예를 들면, 심근경색의 재발을 최소화하거나 암으로의 진행을 막거나 골절을 예방하는 등의 여러 가지 새로운 효과를 가진 다양한 약물들을 인정하게 되었다.

안전성 면에서는 약의 시판을 인정하고 나서 몇 십만, 몇 백만이나 되는 환자들이 사용하는 동안 빈도수는 낮지만 생명을 단축시키는 등의 중대한 것부터 가벼운 것까지 많은 유해효과가 생길 수 있다. 약의 좋지 않은 작용을 습관적으로 부작용이라고 한다. 부작용은 주작용, 즉 그 약이 본래 개발된 목적에 부합되는 작용과 다른 작용을 의미한다. 부작용에는 좋은 작용과 좋지 않은 작용이 있다. 부작용 중에서 정말 좋지 않은 작용을 유해효과라고 한다. 유해효과에는 안전성 면에서 절대적으로 피해야 할 것도 있다. 한편, 주작용의 효과가 매우 크고 그에 비해 유해효과가 크지 않을 때는 부득이 하게 받아들이는 경우도 많다.

유해효과는 ①약이 본래 가지고 있는 약리학적인 효과가 너무 강하게 나타나는 경우, ②약이 생체에 독물로 작용하는 경우, ③일반인일 경우에는 해가 없으나 특이 체질인 경우에 생명을 위협할 만한 중요한 장애가 생기는 경우로 크게 나누어 생각해 볼 수 있다. ①의 경우에는 많은 강압제에 있는 혈관확장작용 때문에 얼굴이 화끈거리거나 빨개지거나 머리가 아프거나 맥이 빨라져 동계가 생기는 등의 증상이 보인다. 또한, 혈압이 지나치게 저하되는 경우도 있고 일어날 때 흉빈혈(胸貧血)이 생기는 등의 기립성 저혈압이 생기는 경우도 있다. 약이 가지고 있는 약리학적인 특성으로 혈관이 긴장해서 오히려 혈류가 나빠지거나 기관지경련으로 천식이 생길 수 있고, 중추신경계나 자율신경계에 너무 강한 작용을 하는 것도 있다.

이러한 증상들은 약의 작용을 알고 있으면 예측할 수 있는 경우도 있고, 복약을 중지하면 신속하고 완전하게 회복된다는 점에서 처방시 미리 환자에게 정보를 주면 대부분의 경우 큰 문제가 되는 일은 없다.

마찬가지로 ②의 경우에도 미리 예측할 수 있는 경우가 많으므로 조기에 발견하면 심각한 사태로 이어지는 경우는 많지 않다. 그러나 조혈(造血)계, 간장이나 신장 등 주요장기의 기능에 병의 증세가 매우 심각한 장애를 초래할 수 있으므로 장시간 회복을 요한다. 때로는 후유증이 생겨 의료소송으로 발전하는 경우도 적지 않다고 한다. 의사는 이 경우에도 처방시 환자에게 충분히 정보를 전달하고, 자주 적절한 검사를 해서 이상이 생겼을 때는 신속하게 대처할 수 있도록 나름대로 늘 준비하는 자세가 바람직하다.

③은 현재로서는 전혀 예측할 수 없는 약에 대한 특이반응이라 여겨지는 경우이다. 예를 들면 급성 후두유종(喉頭乳腫)이 생기면 과민증 쇼크가 일어나므로 조치가 늦으면 치명적이 된다. 이런 의미에서 약의 안전성에 관련해서는 처방하는 쪽이 더 민감해야 하며, 새로운 약에 대해서는 이제까지 충분하다고는 할 수 없는 시판 후 약효의 평가 시스템을 더 강화해서 약의 안전성을 높이도록 노력해야 한다.

일반적으로 막연히 부작용이라는 약의 유해효과를 이렇게 분석적으로 이해해 두는 것은 환자 측에서도 중요한 일이다.

치료의 경제성은 단순히 사용한 약물의 비용뿐 아니라 넓게 의학적, 사회적인 관계 속에서 종합적으로 생각해 볼 수 있다. 비용에는 직접비용과 간접비용이 있다. 직접비용은 의학적인 비용과 비의학적인 비용이 있는데, 의학적인 비용이란 흔히 말하는 의료비이다. 의료비는 진료비, 처치료, 처방료 그리고 약물구입비 외에도 어떤 유해효과가 생겼을 경우에 그에 대응하기 위한 검사 같은 치료를 위한 모든 지출이 포함된다. 비의학적인 비용은 진찰을 받으러 갈 때 드는 교통비, 식비, 입원시 수입 감소에 따른 비용이나 가족부양에 대한 부담 등이 포함된다.

간접비용에는 사망이나 발병에 의해 잃게 된 사회적 생산성의 감소 또는 발병이나 치료에 동반되는 고통과 슬픔 등의 비금전적인 손실을 포함한 것이 종합적인 지출이 되므로 계산이 단순하지 않다. 따라서 일본에서 뿐 아니라 국제적으로도 아직 본격적인 경제성에 관한 연구가 이루어지지 않고 있으므로 여기서는 유럽에서의 결과를 인용하여 그 기본적인 이론을 알아보는 데 그치겠다.

의료의 효과를 종합해서 아웃컴(outcome)이라고 한다. 그 내포된 의미는 건강과 관련된 QOL(Quality Of Life : 생활의 질)의 증가분과 늘어난 생명시간(수명의 연장)의 곱으로 나타낸다(그림 5-5). 이 값으로 의료에 필요한 비용을 뺀 값을 유틸리티(utility)라고 하며, 이 값이 작을수록 비용과 효과비가 좋다고 평가한다. 이러한 계산방법은 모든 사람들이 인정하고 있는 것이 아니므로 아직 완전하게 효과를 평가하려면 멀었지만 그래도 이것보다 나은 방법이 없으므로 이 평가방법과 그 결과를 소개하겠다.

QOL은 생활하는 데 있어서 사회로부터 누리게 되는 모든 현상과 관련된 평가이다. 건강과 관련된 요인에는 신체적인 장애(신체기능, 감각기능, 인지기능, 셀프케어의 상황, 고통 등을 포함)와 정서적인 장애가 포함된다. 사회적인 기능과 관련된 QOL의 요인으로는 사회적, 경제적, 정치적, 문화적, 환경적, 심미적, 정신적인 측면을 들수 있다. 이에 대한 모든 것을 논할 수는 없으므로, 여기서는 건강에 관련된 QOL(health related QOL:HR-QOL)에 대해서만 알아보도록 하자. 그림 5-5에서와 같이 HR-QOL은 긴 인생여정에서 굴곡이 많은 것이 당연하지만 일반적으로 나이를 먹어감에 따라 저하된

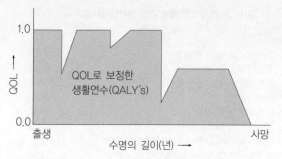

그림 5-5 QOL과 나이와의 관계(Torrance, 1987)

질병이나 환경조건의 변화로 QOL이 달라지는데, 나이가 듦에 따라 점점 저하되어 간다.
QOL의 합이 클수록 바람직하다. 특히 인생의 후반기에 보다 더 넓은 면적이 나오게 할
수 있다면 행복한 말년을 맞이할 수 있다고 평가한다.

다. 이 저하를 줄이면서 살아갈 수 있게 하는 것이 의료의 이상이
고, 이때 필요한 비용을 가능한 한 최소화하는 것이 의료에 대한
사회적인 요구라고 할 수 있다.

　HR-QOL의 주요 구성요인은 신체적, 정서적인 기능이다. 신체적
인 요인은 '편마비(신체의 한 쪽이 마비됨)', 정서적인 요인은 '우
울'로 대표되는 상태이다. 이 HR-QOL은 여러 가지 방법으로 평가
하는데 그 하나가 유틸리티다. 유틸리티는 경제학적인 의미와는 달
리 유용성이라는 뜻이 아니고 어떤 상황에 있어서 개인의 소망이나
기호를 나타낸다. 이것은 행복이나 안녕으로 연결된다. 따라서 유틸
리티의 가장 단순한 정의는 개인의 소망의 강도를 표현하는 기본적
인 측정값이며 환자가 특정한 상태에서 느끼는 바람직한 상태나 좋
은 상태라고 할 수 있다.

　이 방법은 불확실한 사태에서 결단을 내리기 위한 적절한 모델
이 된다. 결국, HR-QOL을 측정하는 것은 환자의 이익에 연결된다.
이것은 여러 가지 선택을 할 때, 어느 것을 택할 것인가를 결정할

표 5-3 대표적인 예에 대한 건강상태의 평가(Utilities)

건강상태	평가
좋은 건강상태(기준이 됨)	1.00
폐경기 증상을 동반하는 상태	0.99
강압요법에 수반되는 부작용	0.95~0.99
협심증(輕度)	0.90
신이식을 받은 상태	0.84
협심증(中等度)	0.70
가끔씩 생기는 통증에 의한 생활상의 장애	0.67
병원에서의 혈액투석(血液透析)	0.59
협심증(重度)	0.50
불안/우울 때문에 대부분의 시간이 고독함	0.45
맹목(盲目), 난청, 농아	0.39
입원상태	0.33
보행에 대한 기계적인 보조	0.31
죽음	0.00
사지마비	<0.00
침대 위에서 극심한 고통으로 괴로워함	<0.00
의식장애	<0.00

(J. Chron. Dis. 1987)

때 도움이 되는 수단이다. 예를 들면, 강압요법에 다양한 선택이 주어질 경우에 이 방법으로 가장 합리적인 선택을 할 수 있게 된다. 건강상태의 유틸리티는 일반적으로 0.0~1.0 사이의 기준이 되는 수치로 표시되는데, 그림 5-5의 선으로 둘러싸인 면적은 HR-QOL과 수명의 곱으로, 질적으로 보정한 수명(quality-adjusted life years : QALY's)이라고 한다.

이제까지의 많은 연구를 정리해 보면, 건강상태의 유틸리티는 표 5-3과 같다. 유틸리티 1.00은 건강상태, 유틸리티 0.00은 사망이다. 이것은 살아가는 데 있어서 기본적인 스케일을 구성하는 기준이며, 그 이외의 건강상태는 이들과 대비하여 결정된다. 즉 0이 최저치가 아니다. 마이너스 값은 사지마비 등으로 전혀 움직일 수 없거나 고통이 심한 말기 암 등으로 죽기보다 고통스럽다는 말이

나올 정도의 상황을 의미한다. 건강상태는 진단, 병명, 검사결과, 예후에 의해서가 아니고 어디까지나 대상자가 그 시점에서 어떻게 기능장애를 받아들이고 있는가에 의해 평가된다. 평가의 실제는 매우 전문적인 것이므로 설명은 생략하겠다. 이 방법은 많은 연구들이 그 타당성을 입증해 주고 있다.

다음이 경제성에 관한 분석이다. 단순한 비용을 계산하는 것은 이 경우에는 의미가 없으므로 다른 방법이나 다른 상황, 효과, 결과를 비교할 경우의 분석에 대해 설명하겠다. 여기에도 여러 가지 방법이 있는데 여기서는 오늘날 가장 많이 연구되고 있는 '비용효과 분석(cost-effectiveness analysis)'에 대해 소개한다. 이 비용효과 분석은 환자가 최상의 상태를 얻기 위해 많은 방법 중에서 한 가지 치료법을 선택할 경우에 합리적인 판단 기준을 부여할 목적으로 행해진다. 가장 중요한 것은 복잡한 의료의 결과를 금전적으로 평가하는 것이다. 결과는 1년 수명연장이나 QOL로 보정한 수명연장에 대한 비용으로 표시한다.

일반적으로 전자를 협의의 cost-effectiveness, 후자를 utility라고 한다. 비용의 산출은 복잡한 문제다. 다음은 두 가지 치료법(2와 1)을 비교할 경우에 사용되는 식이다.

Cost-effectiveness2-1 = (Cost2-Cost1)÷(YOLS2-YOLS1)

Cost-utility2-1 = (Cost2-Cost1)÷(QALY's2-QALY's1)

이 식 중에서 YOLS는 치료로 연장된 수명(years of life saved)이고, QALY's는 치료로 연장된 QOL을 보정한 수명(quality adjusted life year saved)을 의미한다. 결국, 아웃컴을 어떻게 평가하느냐에 의해 양자를 구별해서 사용한다. 전자는 자연의 단위, 후자는 인위적으로 도출된 단위이다.

이런 비교를 보편화해서, 다른 병태(病態)에 대한 치료법에서 비용효과 비를 비교하여 의료정책을 세울 때 어떤 상황에서 어떤 치료를 했을 경우의, cost effectiveness($/YOLS)와 cost utility($/QALY's)를 산출해서 그 결과를 ①비용과 효과비가 매우 높다(<$20,000/YOLS or QALY's), ②비용과 효과비가 비교적 높다($20,000~40,000/YOLS or QALY's), ③비용과 효과가 경계역에 있다($40,000~60,000/YOLS or QALY's), ④지나치게 고가이다($60,000~100,000/YOLS or QALY's), ⑤논외($100,000초과/YOLS or QALY's)와 같이 층별화하여 표시할 수 있다.

예를 들어, 강한 협심증으로 어떤 관상동맥에 협착이 생겼을 때 풍선 혈관형성술(balloon angioplasty)을 시행할 경우와 고혈압 환자를 β차단제로 치료하는 것이 비용과 효과를 평가해 보면 동등하게 높은 레벨에 있음을 알 수 있다.

당연한 것이지만 일반적으로 질병이 중증일수록 평가가 높아지며 중증도가 낮은 환자에게 고도의 의료를 시행하면 평가가 낮아진다.

일본에서는 이와 같은 평가를 하지 않으므로 제대로 비교할 수는 없으나 너무 사치스러운 치료를 하고 있을 가능성이 많다. 새로운 치료법일수록 아웃컴 연구가 완성되지 않아 평가를 할 수 없는 점도 있고 강압요법일 경우에는 각 강압제들 간의 효과를 비교한 아웃컴 연구가 충분하지 않으므로 제대로 비교하기에는 아직 시기상조인 것 같다.

강압제의 효과는 어떻게 평가하는가

어떤 약물이나 시판되기 전에는 소정의 순서를 밟아 유효성과 안전성을 확인한다. 강압제의 경우에는 적어도 대상자의 70% 이상에게 강압의 유효성을 인정받고 특별한 유해효과가 없다는 기준을 만족해야 한다. 시판 전에는 3단계의 순서를 거친다. 제1단계에서는 건강하고 정상인 사람들에게 사용하여 유해효과가 없음을 확인한다. 제2단계에서는 고혈압 환자에게 사용했을 경우에 소정의 강압효과를 유해효과 없이 얻었는지를 확인한다. 여기서 약의 용량을 차츰 늘려가면서 소정의 강압효과를 얻는 데 필요한 약의 용량이 정해진다. 이 제2단계에서는 의사와 환자 모두 실약을 사용하고 있음을 알고 있으므로 이 시험을 '오픈 트라이얼(open trial)'이라고 한다.

그런데 약이라는 것 자체는 주작용도 부작용도 생길 수 있으므로 진정한 효과를 확인하기 위해서는 실약과 위약을 사용해서 비교해 봐야 한다. 이때는 치료를 하는 쪽과 받는 쪽 모두에게 사용 여부를 알려주지 않는다. 이 방법은 둘 다 치료에 대해 눈가리개를 하고 있다는 뜻으로 '이중맹검법(二重盲檢法)'이라고 한다.

강압제의 치료효과를 실험할 때 제3단계 증례 수는 신약(新藥)군, 위약군이 각 수백만 정도에 불과하다. 효과의 판정은 12주 동안 실시된다. 이 시험에서는 대상자들도 적고 관찰기간도 짧기 때문에 이것만으로 약의 유효성이나 안전성을 보증할 수는 없다. 그러나 일반적으로 제3단계에서 소정의 기준을 만족하면 조건부로 약이 시판된다. 그 조건이란 시판 후 1년간 환자에게 충분한 설명과 양해를 얻어 제4단계의 치료를 하고 그 사이에 유효성과 타당성을 확인하는 것이다. 그래서 이 시판 후의 조사가 중요한 역할을 하는데, 일본에서는 이 기능이 충분히 발휘되지 못하므로 몇 개의 약은 최근에 적용이 취소된 사태가 일어나고 있다.

임상의들은 항상 질 높은 약을 사용하도록 하고 있지만 그러기 위해서는 ①약의 장기적인 효과, ②대상자가 매우 많지 않으면 도출해 낼 수 없는 매우 빈도가 낮은 효과, ③일상의 임상에서 기대되는 약효, ④새롭게 적응할 때의 유효성, ⑤생활스타일, 합병증, 사회와 문화적인 요인 등 약물의 효과나 효율에 영향을 주는 여러 가지 요인들이 분명하게 밝혀져야 한다. 그러나 현실적으로는 이들 순서를 생략하고 약이 시판된다. 그러므로 특히 신약이 시판되면 다음과 같은 점을 알아두어야 한다.

①아무리 타당하고 면밀한 시판 전 연구를 하더라도 약의 유효성이나 안전성이 보증되는 것은 아니다. 그러나 ②종종 시판 후에 관찰, 시험적인 역학적 연구로 이들에 대한 회답을 얻을 수 있다. 따라서 ③시판 허가가 난 직후에 잘 디자인된 역학적인 연구를 시작하면 약물의 시판허가를 윤리적으로 받아들일 수 있고 과학적으로도 건전하고 사회적으로도 현명한 일이다. 그러기 위해서는 ① 치료 대상이 되는 질병의 빈도, ②질병의 중증도, ③치료에 필요한 기간, ④새로운 화학물질로서의 그 약물의 성질, ⑤안전하고 유효한 대체 약의 유무 등에 맞추어 적절한 행정 관리하에서 제4단계의 시판 후 치료에 사용되어야 한다.

오늘날 시판 후 효과를 생각하면 만족할 수 있는 상태는 아니다. 특히, 시용(試用)기간이 최근 2년에서 1년으로 단축된 점을 고려하면 앞으로 시판 후 적절한 시스템을 구축하여, 측정이 인가된 의료기관에서, 특정 전문가가 1년간 정해진 약정과 적절한 재정을 기반으로 효능을 평가하는 것이 바람직하다.

앞에서 설명한 유틸리티를 평가하는 연구가 충분하지 않을 경우에는 먼저 진 엔드포인트를 사망, 심혈관계 사망, 비치사적인 심혈관계 사망으로 했을 경우에 각 약물간의 비교연구를 할 필요가 있다. 이에 대해 널리 이용되는 강압이뇨제, β차단제, α_1차단제, 칼슘길항제, 안지오텐신전환효소(ACE)억제제의 5종류에 대해 현재 대규모 연구가 국제적으로 진행되고 있다. 최종결과는 2004년에 나올 예정이라고 한다. 그 중간 결과는 2000년에 나왔는데 그 개요는 다음과 같다.

대규모 연구에는 통상 닉네임이 붙는다. 이 연구는 ALLHAT (Anti-hypertensive and Lipid Lowering Treatment to Prevent Heart Attack Trial)라고 한다. 고혈압 환자뿐 아니라 고콜레스테롤 혈증을 앓고 있는 환자에 대해서도 강압제와 항콜레스테롤 약의 효과를 무작위 대조연구로 검토할 것을 목적으로 한다. 무작위 대조연구란 치료군과 비치료군으로 나누어 무작위로 순서를 추출해서 실시하는 것으로 관찰기간은 5년이다. 이 치료에는 55세 이상의 남녀 약 4만 명이 등록되어 있고 참가국은 미국, 캐나다, 푸에르토리코, 버진제도 등이며, 치료 종료기간은 2002년이다.

이 연구의 중간보고가 2000년에 나왔다. 여기서 가장 오래 전부터 사용되고 있는 강압이뇨제(크롤사리돈)와 α_1차단제(독사조신)를 비교했는데, 후자에서 총 사망률에 차이가 있었고 협심증이나 뇌혈관장애의 발증도 많았다. 이때, 독사조신은 최종결과가 나오기 전에 이 연구에서 제외되었다. 이것은 이 약물이 강압제로서 부적절하다는 것이 아니라 본태성 고혈압의 1기 환자들에게 제1선택제로서 부적절하다는 것이다. 따라서 앞으로 α_1차단제는 혈압이 다른 약물로 조절되지 않을 경우에 병용하거나, 다른 약물을 어떤 이유로 사용할 수 없을 때 처방하게 된다. 그 경우에는 심부전, 협심증, 뇌혈관장애의 발증에 주의해야 할 것이다.

약물요법의 실제

■ 약물요법의 역사

1950년 이전에는 효과적인 강압제가 없었다. 1949년에 바킬(Vakil)이 인도의 목재(snake wood)에서 추출한 알카로이드인 라올피아 셀펜티너의 유효성을 보고하고 있다. 내가 의사가 된 1960년에는 이 약이 널리 사용되었다. 그러나 유해효과가 커서 항상 환자들의 결막은 충혈되었으며 코 막힘이 심하고 졸림이나 두통을 호소했다. 내 어머니는 전형적인 파킨슨씨 증상을 보였던 것이 생각난다. 반면, 단독으로 사용하면 혈압의 대부분이 내려가지 않아 혈관 확장제인 히드랄라진(Hydralazine)과 진정제인 루미날을 병용해야 했는데 이것이 내가 의사가 되어 처음 배운 처방이었다.

그림 5-6은 강압제 개발의 역사를 나타낸 것이다. 강압제의 유용효과 대 유해효과 비(세로축)는 오늘날까지 눈부시게 개선되어 왔다. 강압제는 20세기 말에 대부분이 거의 갖추어 졌다. 이들의 조합으로 충분히 혈압관리를 할 수 있다는 결론이다. 앞으로 효과

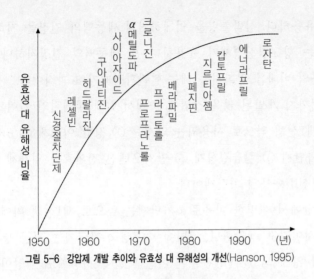

그림 5-6 강압제 개발 추이와 유효성 대 유해성의 개선(Hanson, 1995)

가 높은 강압제의 개발을 기대해 본다. 더 나아가 앞으로는 환자에게 가장 적합한 약을, 지금처럼 시행착오를 거치거나 즉흥적으로 선택하지 않고 유전자분석법 등이 도입되어 보다 적절하게 행해질 것이라고 생각한다.

어쨌든 현재 주로 사용되는 강압제는 표 5-4와 같이 약효별로 세개의 군으로 나누어진다(강압이뇨제, 항교감신경제, 혈관확장제). 강압제의 효과는 혈압이 높아지는 어떤 기점에서 약물이 작용하는지의 여부로 알 수 있다. 혈관 내의 용량을 줄이기 위해서는 이뇨

표 5-4 약효별 강압제의 분류

강압이뇨제	항 교감신경제	혈관확장제
사이아자이드(cyazide)이뇨제 루프이뇨제 칼륨보존성 이뇨제	말초성억제 중추성 β_2자극제 α_1차단제 β차단제 $\alpha\beta$차단제	직접성 혈관확장제 갈슘 수용체 길항제 안지오텐신 전환효소 억제제 안지오텐신II 수용체 차단제

제가 유용하다. 심박출량을 억제하거나 세동맥의 긴장을 저하시키는 데는 항교감신경제가 유용하다. 또 세동맥의 긴장저하나 혈관 평활근의 비대를 완화하는 데는 혈관확장제가 효과적이다.

이제까지 개발된 많은 강압제 중에서 현재 국제적인 가이드라인에서 제1선택 약으로 사용되는 약제는 ① 강압 이뇨제 ② β차단제 ③ α_1차단제 ④ 칼슘길항제 ⑤ 안지오텐신 전환효소 억제제 ⑥ 안지오텐신II 수용체 차단제이다.

단, 앞에서 설명한 이유로 α_1차단제는 앞으로 제1선택 약에서 제외될 것이라고 생각한다. 그밖에 중추성 α_2자극제는 최근 별로 사용하지 않게 되었지만, 전술한 어떤 약물을 사용해도 혈압이 조절되지 않거나 유해효과 때문에 그들 약을 사용할 수 없는 경우에는 처방되는 경우도 있다. 히드랄라진도 강압에는 유효하지만 교감신경 활동을 항진시킨다는 점에서 최근에는 별로 사용되지 않는다.

■ 각 강압제의 특성

강압 이뇨제

이뇨제는 혈관 내 혈량을 줄여 혈압을 낮춘다. 다음 4가지 종류가 있다. ①사이아자이드(cyazide) 이뇨제, ②사이아자이드 유사 이뇨제, ③루프 이뇨제, ④칼륨 보존성 이뇨제.

사이아자이드 이뇨제는 1955년경부터 사용되고 있는 오래된 약으로 아직도 비교적 많이 처방되고 있다. 이 약은 싸고 효과가 크므로 특히 미국에서는 항상 제1선택약으로 추천하고 있다. 이 약은 신장의 요세관(尿細管)에서 나트륨의 재흡수를 억제함으로써 순환혈액량을 줄여 강압을 한다. 사이아자이드계 유사제의 작용도 마찬가지이다. 이들은 동시에 칼륨의 배출을 촉진하므로 저칼륨혈증을 초래한다. 이 약물은 그밖에도 요산을 높이거나 당대사와 지질대사에 좋지 않은 영향을 주므로 복약 중에는 이 점에 대해 검사해서 경과를 신중하게 관찰해야 한다.

가격이 싸긴 하지만 사이아자이드 이뇨제는 유해효과가 많으므로 검사를 자주 해야 한다. 특히 혈액의 칼륨이 비정상적으로 저하되면(저칼륨혈증) 위험한 부정맥이 생겨 급사하는 경우가 있으므로 필요에 따라 칼륨제를 보급해야 한다. 또 혈액의 요산치가 높아지면 통풍(痛風)이 생기는 경우가 있으므로 항요산제가 필요하고, 당대사에 이상이 있으면 항당뇨제를 사용하는 등 저가인 약이 결코 싸지 않게 되는 일도 있다. 남성의 경우에는 발기 장애가 생기기도 한다. 원래 사이아자이드 이뇨제는 소량을 사용해도 유해효과가 있지만 다른 약과 함께 소량으로 사용하면 별 문제가 없다. 오늘날에는 미국에서처럼 단독으로 많은 용량을 처방하는 경우는 없어졌다.

칼륨 보존성 이뇨제도 오래 전부터 사용되고 있다. 사이아자이드 이뇨제와는 달리 칼륨을 줄이지 않고 오히려 혈액의 칼륨치를 높이므로 사이아자이드 이뇨제와 함께 사용하는 경우가 많다. 이 약물은 신장의 원위(遠位)요세관이나 집합관에 작용해서 나트륨의 재흡수와 칼륨이나 수소이온 배출을 억제한다. 유해효과에는 남성의 경우 발기부전이나 유방이 커지는(여성화 유방) 경우가 있다. 여성의 경우에는 유방의 통증이나 생리통이 생기기도 한다. 가장 주의할 점은 신기능에 이상이 생길 경우이다. 신부전은 고칼륨혈증에서 위험한 부정맥이 생기기도 한다. 최근 이 약물에 관해서는 심근의 간질(각 근육세포 사이를 차지하는 부위)에서 교원선유(간질을 메우고 있는 단백질로 된 선유성 구조로, 심장의 골격에 해당한다)의 형성을 억제한다. 고혈압에 동반되는 심기능장애의 개선에 유용하다고 여겨진다. 남성 환자에게 여성화 유방은 QOL을 장애하므로 이런 유해효과가 적은 약물을 현재 개발하고 있다.

루프 이뇨제는 강압의 목적만으로 사용되는 일이 거의 없다. 주로 심부전에 강력한 이뇨효과를 발휘하며 매우 효과적인 약이다. 사이아자이드 이뇨제와 같은 유해효과가 있는데, 특히 빈뇨가 되므로 일상생활에 지장을 초래한다.

β차단제

β차단제는 1960년대부터 개발이 진행되어 1980년대까지 많은 종류가 시판되었다. 여기에 속하는 약의 종류는 그 수가 가장 많다(16종류). 특히 미국에서는 앞서 말한 사이아자이드 이뇨제와 함께 제1선택약으로 추천하고 있다. 이 약은 교감신경계를 억제하는 효과가 있다. 심장기능에 대한 억제효과가 심박출량을 저하시키거나 혈관의 긴장을 고조시키는 레닌·안지오텐신계를 억제한다고 하지만 자세한 것은 아직 밝혀지지 않았다.

효능이 불명확한데도 이 약이 일반적으로 아무런 의심 없이 사용되는 것을 이상하게 생각할지 모르겠다. 그것은 임상적으로 강압효과가 인정되었고 대규모 연구에서 사망률과 발병률을 저하시킨다는 것이 밝혀졌기 때문에 널리 이용되고 있는 것이다. 또 값이 싸고 심각한 유해효과가 적다는 점에서 유틸리티가 우수하다는 점도 많은 비슷한 종류의 약이 개발된 이유라고 생각한다.

교감신경기능에는 $\alpha_{1,2}$의 작용과 $\beta_{1,2}$의 작용이 구별된다. α_1은 주로 혈관에 작용하여, 혈관의 긴장을 고조시키므로 혈압이 높아진다. 따라서 이 작용을 차단하면 혈압이 낮아지는데 이것이 뒤에 나오는 α_1차단제의 효과이다(α_2작용에 대해서는 후술하겠다).

β작용에도 1과 2가 구별된다. β_1은 주로 심장에 대해 작용한다. 심장의 박동을 빠르게 하거나 수축하는 속도나 크기를 강하게 한다. 이에 대해 β_2의 작용은 주로 혈관이나 기관지의 평활근의 긴장을 저하시킨다. 이 자극이 혈관을 확장시켜 기관지의 긴장을 완화하게 된다. 이들 작용을 차단하는 것이 대다수의 β차단제이다. 이것은 β_1차단이 주된 효과인 것, β_2차단이 주된 효과인 것 그리고 양쪽 기능을 차단하는 것으로 구별된다. 세세하게 살펴보면 이들 차단제 중에는 차단효과 이외에 자극효과를 가지고 있는 것도 있다. 그래서 작용이 더 한층 복잡해지게 된다. 이런 이유로 이 종류의 약물이 많이 생기게 된 것이기도 하다.

이러한 약의 특성을 충분히 이해한 다음에 약을 구별하여 쓰게 된다. 환자들이 고혈압뿐 아니라 다른 합병증도 있을 경우는 교감신경의 생리학적인 작용을 차단함으로써 유해효과가 생긴다. 예를 들면 β_2의 차단효과를 가지고 있는 차단제를 사용하면 기관지천식 상태가 악화된다. 또 사지동맥에 강한 동맥경화가 있거나 오래 걸으면 다리가 아파서 걸을 수 없게 되는 간헐성 파행 환자들은 그 증상이 더 악화된다. β차단제 중에는 강한 α차단효과를 가지고 있는 것이 있다. 이것을 $\alpha\beta$차단제라고 한다. 이 약물은 혈관확장효과가 커서, β차단제의 혈관수축효과에 길항(拮抗)하는데 이것이 임상 사용시 이점이 된다.

α_1차단제

α_1차단제는 앞에서 말한 것처럼 교감신경의 혈관수축작용을 차단해서 혈관확장을 초래한다. 이에 대해 교감신경 끝에 축적되어 있는 혈관수축물질(노르아드레날린)의 방출을 억제한다. 그래서 양쪽 수용체를 차단하는 약을 쓰면 효과가 반감하므로 강압제로는 α_1수용체를 선택적으로 차단하는 약이 사용된다. 역으로 α_2수용체를 자극하는 약물은 교감신경의 혈관수축작용을 감소시킨다. 연수의 혈관운동중추에 있는 α_2수용체는 혈압을 내리는 기능이 있으므로 자극을 받으면 혈압이 내려간다. 이러한 점에서 중추성 α_2자극제도 강압제로 사용된다.

그러나 앞에서 나온 ALLHAT의 중간보고에서는 α_1차단제는 사이아자이드 이뇨제보다 못한 결과가 나왔다. 그래서 앞으로 제1선택약으로 사용될 기회는 줄어들 것이라고 생각된다. 그밖에 이 약의 유해효과에 기립성 저혈압이 있어서 사용하기 어려운 점도 있다. 역으로 전립선 비대로 배뇨장애가 있는 환자는 배뇨장애가 개선된다는 점에서 제일 적합한 약이 될 수도 있다.

칼슘길항제

칼슘길항제는 효과적인 강압작용 때문에 가장 많이 쓰이고 있는 강압제이다. 이 약은 원래 협심증에 쓰는 약물로 독일에서 개발되었는데 강한 혈관확장작용이 있다는 점에서 1970년대에 들어와 일본에서 처음으로 고혈압 치료약으로 연구가 시작되었다.

평활근이 수축하면 세포막에 있는 칼슘 채널을 매개로 세포내에 칼슘이 유입된다. 그러면 세포내 칼슘농도가 높아져 근육의 긴장을 높이는데 이 과정을 차단하는 것이 칼슘길항제이다.

이것에는 ①지히드로필리진계, ②벤조티아제핀계, ③베라파밀계의 세 가지 종류가 있다. 강압제로서 유용성이 높은 것은 지히드로필리진계이다. 벤조티아제핀계의 약물은 일본에서 개발된 항협심증약(지르티아젬)으로 국제적으로 우수하다는 평가를 얻고 있다. 강압제로도 이용되는데 강압효과는 지히드로필리진계의 약물이 더 우수하다.

지히드로필리진계의 약물에는 즉효성과 지효성(遲效性)이 있다. 일본에서 강압제로서 연구되어 임상적으로도 널리 이용된 것은 즉효성 칼슘길항제다. 이 약의 출현으로 비로소 유효한 강압제를 손에 넣을 수 있게 되었다. 처음에는 하루 세 번 복용해야 했으나 그 이후에 지효성 약물이 개발되어 현재에는 하루 한 번 복용하는 것만으로도 충분하다.

즉효성 칼슘길항제는 급속한 강압 때문에 반사적으로 빈맥이 되는 등 교감신경기능이 항진하거나 레닌·안지오텐신계가 부활되는 등의 협심증이나 심근경색의 발증을 조장하거나 그 상태를 악화시키는 등의 유해효과가 나타난다. 현재, 강압제는 지효성이 장시간 작용하는 형이 사용되고 있다.

벤조티아제핀계나 베라파밀계의 칼슘길항제는 심장의 흥분을 억제하여 서맥이 되거나 심장의 수축성을 저하시키는 부작용이 있다. 이것은 장점이면서 또 결점이기도 하다. 예를 들면 심장내의 흥분 전달법에 이상이 있을 때에는 그 상태를 더 악화시켜 심블럭

이라는 흥분전달 장애를 일으킨다. 또 심장마비가 일어나는 경우
도 생길 수 있고 심장의 수축을 억제해서 펌프부전(심부전)을 조장
하기도 한다. 그러나 역으로 빈맥성 장애가 있을 때는 서맥으로 인
해 순환기능이 개선되는 경우도 있다.

칼슘길항제로는 2001년 기준으로 14종(18가지)이 시판되고 있
다. 지발성(遲發性)이며 장시간 작용형인 약물을 얻게 된 후부터
유해효과는 크게 개선되었다. 그러나 가장 많이 보이는 것이 혈관
의 확장에 의한 안면홍조, 동계(動悸), 두통 등이다. 기타 탈력, 권
태, 하퇴(下腿) 부종, 잇몸의 종창(腫脹), 변비 등이 있다. 당대사나
지질대사에는 대부분 영향을 주지 않는다고 여겨지고 있다.

칼슘길항제는 강압효과 면에서는 높이 평가되지만, 오늘날에는
부수적으로 그외의 유용한 효과가 요구되는 시대이므로, 이런 관
점에서는 매력이 좀 부족하다. 예를 들면, 최근 주목되고 있는 혈
관의 경직(stiffness)에 대한 효과는 없다. 그러한 의미에서도 전술
한 ALLHAT의 결과에 많은 관심이 모아지고 있다.

안지오텐신 전환효소 억제제(ACE 억제제)

안지오텐신 전환효소 억제제(Angiotensin Converting Enzyme
Inhibitor:ACEI)는 일본에서는 2001년 기준으로 12종류(13가지)가
시판되고 있다. 이 약물은 1980년대에 많이 개발되어 작용 효과가
비교적 분명하게 나타나 있다. 이 강압제의 개발에는 일본의 연구
자들이 큰 역할을 했다. 신장에서 방출되는 레닌은 간장에서 안지
오텐시노겐을 안지오텐신I(AT I)으로 변환시킨다. AT I은 또 안지
오텐신 전환효소(Angiotensin Converting Enzyme:ACE)에 의해, 안지

오텐신II(AT II)로 변환된
다. 이 AT II에는 강력한
혈관 수축작용이 있는데
이것에 의해 혈압이 높아
진다(그림 5-7). 따라서 ACE
의 작용을 억제하면 AT II
의 산출이 억제되어 혈압
은 내려간다.

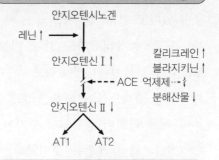

이러한 레닌·안지오텐
신계의 작용은 당초 혈중
에서 일어나는 것으로 여
겨졌다. 그러나 현재는 심
혈관계나 기타 장기와 조
직에도 넓게 존재한다는
것이 밝혀지게 되었다. 고
혈압에 동반되는 심장 혈

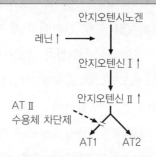

그림 5-7 안지오텐신 전환효소 억제제와 안지오
텐신 II 수용체 차단제의 레닌·안지오텐신계에
대한 작용

관계의 장애도 이것으로 보다 잘 이해할 수 있게 되었다. 레닌·안
지오텐신계가 활성화되면 세동맥의 평활근이 비후(肥厚)되어 혈관
내강이 좁아진다. 또 혈관의 긴장도 강해져 말초저항이 높아진다.
좌심실의 근육 사이나 심근 내의 세동맥의 주위에는 교원섬유가 증
식해서 심실의 확장이 어려워지며 관동맥의 혈류도 저해된다.

이러한 상태에 대해 ACE억제제는 교원섬유의 증식을 억제하고,
세동맥 벽의 비후를 개선하므로 혈압이 내려가 심기능이 회복된다.
그밖에도 혈관의 내피기능이나 혈액의 굳어지는 법(응고·선용계)

에도 좋은 효과가 있다. 또 동맥경화나 혈전 형성에도 길항하는 작용이 있다고 한다. 단, 이들 좋은 주작용 이외에 기침, 피부증상, 혈관부종 등의 유해효과도 있다. 이것은 그림 5-7에도 나와 있듯이 ACE억제제가 키니나제 II라고 하는 칼리크레인이나 키닌 등의 혈관확장성 펩티드를 분해하는 효소의 작용도 동시에 억제하기 때문에, 이들 물질이 증가하여 생기는 유해작용으로 해명되고 있다.

ACE억제제의 개발은 고혈압의 치료에 큰 영향을 미쳤다. 단순히 혈압을 내리는 것이 강압요법의 목적이 아니라 혈압상승과 같은 물리적인 장애 이외에 신체 전체에 있어서 불리해 지는 체액성(사이트카인 등 여러 가지 세포에서 분비되는 물질) 또는 내분비성(엔드세린, 아드레날린, 노르아드레날린 등)에 생기는 심혈관계나 신기능의 장애 등도 포함하여 그들의 진행을 방지하는 장기 보호의 중요성이 강하게 나타난 점에서 획기적인 치료법이라고 할 수 있다.

ACE억제제는 강압에 의해 빈맥이 생기거나 나트륨이나 물이 축적되는 일이 없다. 신장에 대해서도 좋은 효과가 있는데, 혈액을 여과하는 사구체의 기능을 보호하고 요단백을 줄이는 등 신장의 보호작용은 특히 당뇨병이 있는 환자들에게 희소식이다. 또 심장의 펌프기능에 이상이 생기는 심부전에도 이 약물이 매우 유용하고, 연명(延命)효과가 있음이 증명되었다.

유해효과 중 가장 많은 것이 기침이다. 이것은 앞서 말한 키닌 관련물질의 증가에 의한 것으로 서양인들보다는 동양인에게 그 빈도가 높다. 일본에서도 기침의 유해 작용은 20% 이상 생기며 매우 가벼운 것부터 약의 복용을 중지하게 할 정도의 중증인 것까지 다양하다. 가벼울 때는 그대로 지속하는 경우도 많다.

오늘날 약물요법의 효과는 생활 전체를 포함하여 평가하는데 이것을 아웃컴 연구라고 한다. 1980년대에 최초로 강압제 효과의 비교연구가 이러한 관점에서 중추성 α_2자극제(α_2메틸도파), β차단제(프로프라노롤), 안지오텐신 전환효소 억제제(캅토프릴)에 대해 행해졌다. 그 결과로 이 세 가지 모두 같은 강압효과를 얻었다. QOL의 평가에서는 ACE억제제가 가장 양호했다. 기침은 마른기침이 특징으로 가벼우면 QOL에 현저한 장애를 일으키지 않기 때문에 오히려 환자 측에서 이 약을 계속 복용하기를 희망하는 경우가 많다.

아웃컴 연구의 중요성은 생활전체를 포함한 평가에 있다. 강압효과 이외에 집중력이 높아져서 일의 능률이 올라간다면, 생산성이 높아진다든가 정서의 안정으로 생활의 질이 높아지는 등 환자들에게 매력적인 치료약인 만큼 자진해서 받아들이게 된다.

고혈압의 경우는 어떤 증상이나 징후가 없는 상태에서 복약하므로 유해효과가 생기는 것은 용납되지 않는다. 오히려 부가가치를 가지고 있는 약물을 높이 평가한다. 가벼운 기침은 그런 의미에서 어떤 환자에게는 마이너스 요인이 되지 않는다. 그러나 아주 드물긴 하지만 특정한 사람의 경우에 혈관부종이라고 해서 혈관의 투과성이 높아지는 현상이 생긴다. 이러한 급성부종이 후두에 생기면 기도가 폐색(閉塞)되어 긴급사태가 발생하는 경우도 있을 수 있다. 이 약을 절대 사용하면 안 되는 사람은 임산부이다. 태아에게 중대한 유해효과가 미칠 가능성이 있기 때문이다.

그밖에 양쪽 신동맥이 협착해 있을 때는 레닌·안지오텐신이 매우 높은 레벨에서 순환상태를 유지하고 있으므로, 이 약물에 의해 안지오텐신 II의 레벨이 갑자기 내려가면 쇼크 상태가 되는 경우가 있다. 또한 신부전에서는 혈액의 칼륨치가 높아져 심장에 대해 위험한 부정맥이 생기는데, 이 약물을 사용하면 이것을 조장하므로 고칼륨혈증 환자에게는 사용하지 않는다.

ACE억제제는 수많은 종류가 시판되고 있으나 기본적으로 유효성에는 차이가 없다. 단, 당초 ACE억제제가 단시간 작용형이었는데 반해, 오늘날 강압제의 주류는 장시간 작용형으로 하루 한 번만 복용하면 된다.

안지오텐신 II 수용체 차단제(AT II 수용체 차단제)

안지오텐신 II 수용체 차단제(AT II 수용체 차단제)는 20세기 말에 개발된 궁극적인 강압제로 높은 평가를 받고 있다. 2001년 기준으로 일본에서는 세 종류가 시판되었다. 세계적으로는 1990년부터 임상적으로 사용되고 있다. 이미 10년 이상 사용된 경험이 있어서 대규모 연구도 많이 행해졌다. 그런 의미에서는 유용성과 안전성이 보증된다고 할 수 있으나 유감스럽게도 일본에서는 대규모 연구가 없다.

일본에서 최초로 시판된 것은 1998년인데 이 약의 개발 경위에는 일본 제약회사의 연구가 깊이 관련되어 있다. 전술한 ACE억제제는 AT I에서 AT II로 변환할 때 쥐는 거의 완전히 저해하지만, 사람은 ACE뿐 아니라 그 이외의 효소도 관련되어 있기 때문에 억제효과가 완전하지 않았다. 그럼에도 불구하고 강압제로서의 ACE억제제가 유효한 것은 칼리크레인이나 키닌 그리고 NO(일산화질소) 등의 혈관 확장효과가 가미되어 있기 때문이다. 그러나 그것 때문에 유해효과가 생기는 점을 고려하면 강압제로서 이상적이라고 하기는 어렵다. 만약 AT II의 효과를 직접 차단할 수 있으면 이론대로의 효과를 얻게 될 것이다.

일본의 약리학 연구자들은(다케다약품공업) 그러한 목적에서 효과적으로 AT II의 수용체를 길항적으로 차단하는 약을 개발했다. 그 시대에는 다른 효과적인 강압제의 개발이 활발하게 이루어지고 있어서 그런 의미로는 임상적인 수요가 현재처럼 높지 않았다는 것과, 그 시점에서는 그 물질이 약리학적으로 임상 사용에 적합한 상태까지 개발이 진행되지 않았다는 점에서 임상 응용연구가 일시적으로 좌절되었다. 그러나 이 연구는 논문으로 이미 발표되었기 때문에, 이것에 관심을 가진 미국의 듀퐁사가 같은 미국의 제약회사(Merk)와 제휴해서 개발한 것이 현재 시판되고 있는 로살탄(Losartan)이라는 강압제이다. 이를 계기로 세계 각국에서 이런 종류의 강압제 개발이 급속히 진전되어 현재에는 여덟 종류 이상의 약물이 임상사용에 제공되고 있다. 전술한 바와 같이 일본에서는 일본산을 포함하여 세 종류가 시판되고 있다고 한다.

AT II 수용체 차단제의 작용은 거의 밝혀졌다(145쪽, 그림 5-7). 아직 상세한 연구가 계속되고 있으나, 임상 사용시 필요한 정보는 거의 얻었으며, 유효성 대 유해효과 비율은 이제까지의 강압제 중에서 최고의 위치에 있다고 할 수 있다. 약의 종류별 차이는 강압의 크기나 지속 또는 기타 유용한 효과에 대해 약간 있다손치더라도 기본적으로는 큰 차이가 없다. 작용 면에서 생각해 보면 ACE억제제와 마찬가지라고 생각된다. 대규모 연구 결과도 이를 뒷받침해 주고 있다. 그러나 엄밀히 말하면 작용하는 곳이 다르다는 점에서 경우에 따라서는 이들을 병용할 수도 있다. 이 병용효과에 대해서도 이미 임상연구가 진행되고 있다.

그러나 무엇보다도 이 약물에는 유해효과가 별로 없다. 물론 강압제의 특징인 혈관확장작용 때문에 안면홍조나 동계(動悸)를 호소하는 경우는 가끔 있지만 ACE억제제에서 많이 생기는 기침이 없다는 것이 최대의 이점이라고 할 수 있다. 사용상 주의는 ACE억제제에 준하며 특히 임산부에게 사용하는 것은 금물이다.

기타 강압제

기타 강압제가 제1선택약이 되는 일은 거의 없다. 대부분이 전술한 강압제를 단독으로 사용하거나 병용하여 목적을 달성한다. 그러나 오래 전에 개발되어, 현재 거의 사용되지 않는 강압제라도 가끔 상황에 따라 사용되는 경우가 있다.

예를 들면, 임산부의 고혈압에서 자간(임신을 계기로 고혈압이 되며 그대로 방치해 두면 전신경련이 일어나 혼수상태에 빠짐)의 경우에는 칼슘길항제, ACE억제제, AT II 수용체 차단제, 강압이뇨제의 사용에 제약이 따르므로 히드랄라진이나 α메틸도파가 사용되는 경우가 있다. 또 고혈압 긴급증에서 다른 약물의 효과가 충분하지 않아 신속한 강압효과가 필요할 때는 교감신경절차단제가 사용되는 경우도 있다. 그러나 이들 약물은 이미 과거의 것으로 유해효과도 무시할 수 없으므로 사용할 때는 신중을 기해야 한다. 여기서는 중추성 α_2자극제에 대해 좀더 알아보기로 하자.

중추성 α_2자극제는 1960년대에 개발되어 α메틸도파로 대표되는데 개발 당시의 의도와는 다른 작용이 나중에 밝혀졌다. 약리학적으로는 흥미로운 약이다. 연수에 있는 혈관운동중추 세포의 α_2수용체가 자극을 받아 신경성으로 혈압이 저하된다고 여겨진다. 현재에는 제1선택약으로 처방되는 일은 거의 없지만 다른 강압제를 유해효과 때문에 전부 사용할 수 없을 때는 유용하다. 또 치료저항성 고혈압에서는 자주 병용한다. 그러나 중증 간질환, 혈액성 빈혈, 백혈구 감소증, 혈소판 감소 등의 유해효과가 생길 수 있다. 드물게 40도 이상 열이 나는 경우도 있다. 이 종류의 약은 몇 가지에 불과하고, 제1선택약이 되는 경우는 거의 없다.

■ 어떻게 약을 선택할 것인가

안다는 것의 중요성

P-드러그(Personal durg)에 관해서는 이미 설명했듯이, 강압제 하나를 보더라도 많은 종류가 있고 같은 종류 중에서도 여러 가지 비슷한 약제가 수없이 많다면, 의사는 어떻게 해서 눈앞에 있는 환자에게 한 가지 약을 처방해 주는 것일까? 이제까지는 별다른 지침도 없고 또 지침을 따르지 않아도 벌 받는 일은 없다. 습관적으로 의사에게는 재량권이 인정되어 왔으므로 어떤 선택이라도 할 수 있다. 그러나 진료는 양심적으로 이루어져야 한다. 보험진료를 하고 있는 의사에게는 보험 의료의 심사과정에서 평가된다.

그러나 실질적으로는 의료의 질을 엄밀하게 따지지 않는다. 따라서 의료의 질을 향상시키려면 의료를 이용하는 사람들의 정당한 평가가 절대적으로 필요하다. 이 평가는 감각적으로 할 것이 아니라 과학적인 사고방식에 준하여 합리적으로 비판되어야 한다. 의사의 자질을 평가할 때는 주치의의 약장에 어떤 약이 들어 있는지 생각할 필요가 없다. 새로 나온 좋은 약들만 들어있다고 해도 아무 소용이 없기 때문이다. 중요한 것은 어떻게 해서 그 약을 선택했는지를 아는 것이다.

약을 선택할 때의 지침은 무엇일까? 미국 합동위원회(JNC)의 지침은 이제까지 치료에서 교과서적인 역할을 해 왔다. 그러나 거기에는 항상 사회적, 문화적인 이유와 정치적인 판단이 들어가므로 의도하는 바를 제대로 이해해야 한다. 예를 들면 1970년 최초로 지침을 제시한 후 1997년 최신판에 이르기까지 일관성 있게 제1선택은 사이아자이드 이뇨제와 차단제였다. 이것은 오늘날까지 대규모 연구에 의해 그 유효성이 입증되었지만 그때는 이 두 종류밖에 없다는 것이 이유였다. 그러나 많은 약물이 개발되었어도 그 약물의 유용성에 대한 연구가 쫓아가지 못한다. 지침을 준수한다는 것은 치료를 받는 쪽에서 보면 좋은 치료를 받지 못할 수도 있다는 것을 의미한다.

일본에서는 대규모 연구를 할 수 없다는 사정을 고려하면 실증이 없다고 미국의 지침을 그대로 수용할 수는 없다. 이 부분은 설명과 납득 그리고 수용이라는 매우 자연스러운 커뮤니케이션을 통해 의료를 받는 것이 적합하지 않을까 생각한다.

강압요법의 실제

강압제는 실제로 혈압을 조절하는 데 있어서 매우 유용한 수단이지만 오늘날 아무리 긴급한 경우라도 단숨에 혈압을 정상화할 수는 없다. 예를 들어 고혈압 긴급증이라도 신체는 그것에 적응하고 있으므로 급격히 혈압을 내리면 그 항상성(恒常性)이 깨진다. 심장, 뇌, 신장 등의 주요 장기는 어떤 상태에서나 일정한 시간이 흘러야 순환이 유지되도록 조절되고 있다. 그래서 갑자기 혈압이 저하되면 오히려 주요 장기의 순환부전이 일어난다. 그러므로 원칙적으로는 시간을 들여 서서히 혈압을 내리면서 주요장기가 새로운 순환에 적응할 수 있도록 신중하게 경과를 관찰해야 한다.

이것을 단계적 접근(step-wise approach)이라고 한다. 먼저 제1선택약으로 선택된 약물의 유효 최소량에서 치료를 시작한다. 2~4주 정도의 간격을 두고 경과를 보면서 강압해 간다. 강압으로 장기에 장애가 생기지는 않는지 다른 유해효과는 없는지 확인하면서 12주 (3개월) 정도 시간을 두고 천천히 혈압을 140/90mmHg이하로 조절한다. 1단계라면 60%는 한 가지 약만으로도 조절할 수 있으나 강압효과가 충분하지 않으면 다른 강압제로 바꾸거나 다른 강압제를 병용한다. 95% 이상은 많아야 세 종류의 약제를 병용하면 혈압을 조절할 수 있다. 이렇게 3~6개월 정도 지나 목표가 유지된 후 다음 단계에서 다른 약을 병용할 경우에 나중에 추가하는 약의 용량을 줄이든가 사용을 중지하고 목표치가 유지되는 최소 필요량을 결정해서 유지요법을 계속한다(step-down approach).

이러한 과정에서 약물이 전혀 필요 없어지는 경우가 2% 정도 존재하는데 이것은 처음 진단할 때 문제가 있었는지 치유된 것인지 알 수가 없다. 그러나 이런 환자들이 실제로 존재하므로 단계적인 치료는 원칙에 충실해야 한다.

본태성 고혈압의 1~2단계에서는 하루 한 번 복용하면 강압이 가능하다. 이것은 약 먹는 것을 잊어버리는 일을 방지하는 데에도 필요하다. 통상 약 먹는 일을 잊어버리는 일을 '약물 컴플라이언스'라고 한다. 컴플라이언스란 '얼마만큼 지시를 따르는가'에 관한 평가이다. 이 말은 진찰, 검사의 지시, 생활습관의 수정 등의 지도에 대한 실적을 평가하는 데에도 널리 사용된다.

약을 먹을 때 자주 '식후'라는 지시가 있어 식후가 아니면 약을 먹지 않는 경우가 있는데, 강압제는 꼭 식후에 먹지 않아도 되므로 하루 한 번, 아무 때나 복용해도 괜찮다. 그러나 혈압의 하루 중 변동을 고려하면 그날 하루 혈압을 조절하는 것이 중요하므로 대부분 아침 식사 후 복용하도록 하고 있다. 그러나 이른 아침에 현저하게 혈압이 올라가는 사람은 일어났을 때나 취침시 복용하게 하는 경우도 있다. 이처럼 각 환자의 혈압상태에 따라 복용 시간을 달리하는 방법을 '시간치료'라고 한다. 시간치료는 혈압에서뿐 아니라 협심증이나 소화성 궤양 등에서도 널리 행해지고 있다.

충실하게 복약지시를 따라야겠지만 특별한 지시가 있을 경우에는 왜 그런지 설명해 달라고 해야 한다. 강압제의 경우에 만약 약 먹는 것을 잊어버렸을 때는 하루 중 아무 때나 복용하면 된다. 까맣게 잊어버려 못 먹었을 경우에 약에는 지속효과가 있기 때문에 큰 일이 생기는 일은 없으므로 다음날 이틀 분을 복용할 필요는 없다. 단, β차단제처럼 약에 따라서는 반도(反跳)현상이라고 해서 복약을 중지하면 급격하게 혈압이 높아지는 경우가 있으므로 함부로 복약을 중지하면 안 된다.

아무리 약을 정신 차리고 먹는다고 해도, 결국 복용하는 일을 잊어버리는 일은 피할 수 없다. 특히 나이 드신 분들에게 그런 경향이 많으므로 가능한 한 처방은 간략하게 하지만 그래도 컴플라이언스가 나쁜 것이 보통이다. 따라서 주위 사람들이 많이 보조해 주지 않으면 충분한 치료효과를 얻을 수 없을 뿐더러 위험한 사태에 빠질 수도 있다.

제1선택약은 어떻게 결정하는가

앞에서도 말했듯이 의사의 약장에 무엇이 들어 있는지가 중요하다. 그 속에서 눈앞에 있는 환자에게 한 가지 약을 선택하는 작업은 어떻게 이루어질까? 그림 5-8에 그 순서를 정리해 보았다. 우선, 이제까지 치료한 기록이 있다면 그 환자에게 유효한 약과 유해한 약을 알 수 있다.

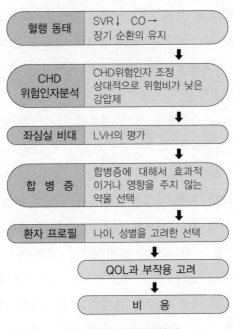

그림 5-8 강압제 선택 순서

일반적으로는 혈압 상승의 요인을 고려해서, 혈관저항(SVR)을 내리든가 심장의 기능을 억제함으로써 강압 목적을 달성한다. 원칙적으로는 심장의 기능에는 별로 영향을 주지 않는, 즉 심박출량(CO)에 크게 영향을 주지 않는 약물을 선택한다. 그 다음에는 환자가 심근경색, 협심증 등의 관동맥성 심질환(CHD)에 있어서 어떠한 위험인자를 가지고 있는가가 중요한데 적어도 그들 위험인자를 조장하는 약물은 피하고 있다. 최근에는 그들 위험인자에 대해 좋은 효과를 가진 약제를 선택한다.

고혈압으로 심장에 비대를 초래한 경우는 심비대(LVH)에 대해 보다 효과적인 약물을 선택한다. 또 고혈압에 의한 합병증으로서 협심증, 심근경색, 뇌혈관장애, 신부전, 폐색성 동맥경화증, 해리성 대동맥류 등의 유무 그리고 그 이외의 합병증, 즉 기관지 천식, 전립선비대, 통풍 등의 유무는 약의 선택에 영향을 준다. 마지막으로 나이와 성별, 경제상태 등을 고려하여 가장 적합하다고 생각되는 약물이 선택된다.

이렇게 해서 논리적으로 약이 결정되더라도 한 번의 선택으로 적합한 약이 결정되는 것은 40% 정도이다. 결국, 환자 개개인에 대해서는 유해효과 때문에 어쩔 수 없이 몇 번이나 약을 바꾸는 경우도 적지 않다. 약은 평생을 복용하게 되므로 처음 선택을 잘못하면 평생 불행해 지고 치료를 계속할 수 없게 된다. 따라서 통상 처음에는 일주일 치만 처방하고 불필요한 약을 처음에 많이 처방하는 일은 피하고 있다. 약 중에는 한 번 먹어도 유해효과가 나타나는 경우가 많으므로 이상이 생기면 주치의에게 바로 연락해서 적절한 조치를 취해야 한다. 예를 들면, ACE억제제의 기침, 칼슘길

표 5-5 강압제 선택시 적용과 금기에 대한 권고사항

	적극적인 적용	금 기
칼슘길항제	고령자, 협심증, 뇌혈관장애, 당뇨병	심블럭(지르티아젬)
ACE억제제	당뇨병, 심부전, 심근경색, 좌심실비대, 경증 신장애, 뇌혈관장애, 고령자	임신, 고칼륨혈증 양쪽 신동맥협착
이뇨제	고령자, 심부전	통풍, 고요산혈증
β차단제	심근경색후, 협심증, 빈맥	천식, 심블럭, 말초순환부전
α₁차단제	지질대사이상, 전립선비대, 당뇨병	기립성 저혈압

(일본고혈압학회 2000년 가이드라인)

항제의 안면홍조, 동계(動悸), 두통 등은 조기에 발견되는 유해효과이다. 한 가지 약에서 유해효과가 나타나면 다른 약에서도 유해효과가 생겨서 약의 선택에 고생을 하는 경우도 많다.

가이드라인에는 제1선택약으로 칼슘길항제, ACE억제제, AT II 수용체 차단제, 이뇨제, β차단제, α₁차단제를 들고 있다. 이것은 추천되는 순서라고도 생각되며, 이들 약물이 적극적으로 사용되는 상황이나 사용하면 안 되는 금기 상태를 제시하고 있다.(표 5-5)

예를 들면 협심증 등의 허혈성 심질환이 있다면 칼슘길항제, 당뇨병, 심부전, 심근경색, 좌심실비대가 있다면 ACE억제제나 AT II 수용체 차단제, 고령자나 심부전에는 강압이뇨제, 심근경색이나 협심증에는 β차단제, 그리고 전립선비대가 있다면 α₁차단제를 권한다. 이에 대해, 임산부나 고칼륨혈증에 ACE억제제나 AT II 수용체 차단제는 금기이며, 통풍에 사이아자이드 이뇨제, 천식이나 폐색성 동맥경화증에 β차단제, 기립성 저혈압에 α₁차단제는 사용하지 않는다. 이 밖에도 약물간의 상호작용이 있어 병용할 경우는 신중하게 사용해야 하는데, 자몽처럼 자주 먹는 과일이 칼슘길항제의 작

용을 강화시킨다는 것은 알아두는 편이 좋을 것이다. α_1차단제는
앞에서 말한 이유로 앞으로는 제1선택약이 되지 않을 가능성이
높아질 것이다.

■ 특수한 조건하에서의 고혈압

난치성 고혈압

강압 이뇨제를 포함한 세 종류 이상의 약물을 사용하여, 컴플라
이언스가 좋은 데도 불구하고 혈압이 140/90mmHg이하로 조절되
지 않을 경우를 '난치성 고혈압'이라고 정의한다. 고령자의 수축

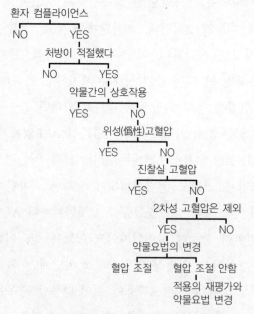

그림 5-9 약물저항성 고혈압에 대한 문제해결의 순서

기성 고혈압에서 같은 치료라도 수축기압이 160mmHg이하로 내려가지 않을 경우를 말한다. 치료에 반응하지 않을 때는 그 나름대로 이유가 있으므로 일정한 논리에 따라 하나하나 문제점을 체크해 가야 한다.(그림 5-9)

먼저 복약 컴플라이언스가 있다. 이것이 저하되는 상황을 분석해 보면 그림 5-10에서와 같이 문제를 정리해 볼 수 있다. 약물요법의 도입으로 동기부여가 충분하지 못하면 당연히 치료에서 탈락하는 경우가 많아진다. 또 그럴 때 조기에 나타나는 유해효과, 즉 동계, 안면홍조, 두통 등은 대부분의 강압제에서 생길 수 있다. 그중에는 참기 힘든 유해효과도 있기 때문에 점차로 복약을 피하게 되는 좋지 않는 복용 행동이 나타나기도 하므로, 의사는 그런 면에서 끊임없이 환자로부터 가능한 한 많은 정보를 얻어 적절한 지

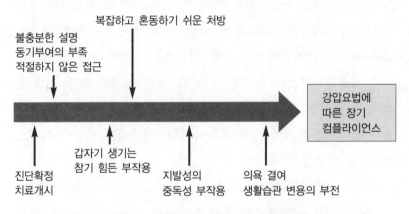

그림 5-10 약물치료시 컴플라이언스 저하의 원인

가운데 굵은 화살표는 시간의 경과를 나타낸다. 컴플라이언스란 의사의 진료방침에 대한 환자 측의 받아들이는 상태로, 높다는 것은 수용하는 태도가 좋고 낮다는 것은 수용하는 태도가 좋지 않다는 것이다. 화살표의 위쪽은 의사 측에 있는 컴플라이언스의 저하 원인, 아래쪽은 환자 측에 생기는 컴플라이언스 저하의 원인들이다. 왼쪽 끝의 치료 개시에서부터 시간의 경과에 따라 생기는 현상들을 나타낸 것이다.

도를 하도록 유념해야 한다. 특히 최근에는 의약분업이 진행되어 복용 지도가 약사의 의무이므로 예전에 비하면 치료가 투명해졌다고 하겠다.

다음은 복잡하고 혼동하기 쉬운 처방의 문제이다. 최근에는 고혈압만 문제시 될 경우에는 하루 한 번의 복용으로 치료되므로 약 먹는 일을 잊어버리는 일은 거의 없다. 예전에는 하루 세 번 복용하는 것이 보통이었기 때문에 점심 때의 복용 컴플라이언스가 매우 낮았고 하루 두 번 복용하는 경우에는 밤에 복용 컴플라이언스가 좋지 않았다.

나이를 먹어감에 따라 다른 위험인자, 예를 들면 고지혈증, 고요산혈증, 당대사 이상 등이나 주요장기에 장애가 일어날 때는 그들에 대한 치료약이 처방된다. 또한 요통, 신경통, 무릎이 쑤시는 등의 정형외과적인 문제, 기타 수면장애, 변비, 남성일 경우에는 전립선비대 등 많은 신체상의 문제가 생기므로 처방되는 약의 종류도 많고 복용법도 복잡해진다. 이런 경우에는 주위의 도움이 없으면 높은 컴플라이언스를 유지할 수 없다. 또한 경과를 보면, 지발(遲發)성에 생기는 유해효과가 복용 컴플라이언스를 저하시킨다. 치료가 길어지면 치료에 대한 의욕이 점차 저하되는 것도 마이너스 요인으로 영향을 준다.

다음은 처방의 적절함이다. 앞서 P-드러그(Personal drug)가 나오는 부분에서도 설명했지만, 처방자의 약장 내용이 부실하면 좋은 치료를 할 수가 없다. 제1선택약이 정해지고 치료에 들어간 후 경과를 관찰하면서 단계적으로 약의 용량을 정한다. 그 중에서 효과가 별로 없거나 유해효과가 생길 때는 다른 약물을 첨가하거나 다른 약으로 대체하여 최종적인 처방을 내리게 된다. 이것이 '맞춤처방(tailor-made) 치료'로 예술적인 색채가 짙은 처방법이다. 이러한 과정을 따르지 않는 치료는 언제 어디서나 처방내용에 문제가 생겨 높은 치료효과를 얻을 수 없게 된다.

다제처방(polypharmacy)은 특히 고령자의 치료에서 많이 볼 수 있는데 그 득실에 관한 실태는 잘 알려져 있지 않다. 그러나 약물간의 상호작용은 언젠가 심각한 사태를 초래할 수 있다. 강압요법 중 경구피임약, 부신피질 호르몬제, 비스테로이드성 소염제, 감초를 포함한 한약, 사이클로스포린(항면역제), 에리슬로포에틴(조혈제) 등은 강압제의 작용을 감소시킨다고 알려져 있다. 고령자는 정형외과적인 문제를 가지고 있는 경우가 많고 진통·소염제(비스테로이드성 소염제)로 여러 가지 약을 복용하고 있으므로 처방시에는 이들 약에 대한 정보가 중요하다.

위성(僞性)고혈압은 현재 넓은 의미로 사용되고 있다. 이것은 몇가지 혈압측정상의 문제에 있어서 고혈압이라고 진단될 경우도 포함된다. 예를 들면 현저한 비만이나 상완근육이 매우 발달하는 스포츠맨 같은 경우에는 혈압측정을 할 때 일반적인 폭의 구혈대(cuff)를 사용하면 혈압이 실제치보다 높아진다. 이것은 혈압측정시에 일정한 배려를 하면 피할 수 있다. 협의의 위성고혈압은 '오슬러(Osler) 징후'라고도 한다. 상완동맥에 심한 동맥경화가 있을 경우에 구혈대로 이 혈관을 충분히 압박할 수 없기 때문에 부적절하게 높은 혈압치가 나타나는 현상으로 지금까지는 별로 주목받지 못했다. 아마 이런 환자들이 그다지 많지 않았기 때문일 것이다. 그러나 앞으로 환자들이 고령화되면 이러한 경우도 늘어날 것이다.

백의성 고혈압(진찰실 고혈압)이란 환자가 의료기관에서 진찰을 받을 때 혈압이 높아지는 현상인데 그 이외의 상황에서의 혈압은 정상이다. 백의성 고혈압이 앞으로 진짜 고혈압으로 발전할 것인지 이 상태가 정상 혈압인 사람들과 본질적으로 다른 것인지에 대해서는 논의가 분분하다. 백의성 고혈압의 본래 정의에 따르면 단순히 진찰이라는 행위에 따르는 혈압의 상승으로 본태성 고혈압과는 다른 생체반응이다. 물론 순환에 특징적인 이상은 없다. 가정에서 자기혈압측정법이나 24시간 자동연속혈압측정으로 쉽게 감별할 수 있다.

그런데 많은 백의성 고혈압 연구는 이러한 본래의 정의를 따른 것이 아니라 혈압치의 분류에서 높은 정상 혈압에 속하는 것이나 진찰 여부와는 관계없는 동요성 고혈압 상태인 것을 대상으로 한 것이 많다. 이것은 결과적으로 본태성 고혈압의 전조로 보므로 백의성 고혈압이 무해한 것은 아니라고 여겨지고 있다. 그러나 원래의 정의인 진찰시에만 혈압이 상승되는 것이라면 아무런 문제가 없다.

본태성 고혈압은 속발성(2차성) 고혈압을 제외하면 맨 처음에 진단된다. 첫 진단시에 미비한 점이 있다면 특정한 고혈압의 원인을 간과했는지도 모른다. 따라서 치료가 어려울 경우에는 그 단계에서 다시 한 번 병태에 대해 재검토할 필요가 있다. 그때 최초 단계에서는 나타나지 않은 병태가 시간의 경과에 따라 나타나는 경우도 많으므로 무조건 잘못되었다고 이야기 할 수는 없다. 중요한 것은 항상 2차성 고혈압일 가능성을 염두에 두는 것이다. 적절한 약물요법을 실시하고 있는데도 불구하고 생각한 대로의 효과를 보지 못하면 원점으로 돌아가 재평가하는 신중한 진료태도가 필요하다.

또한 치료 저항성을 보이면 재처방을 하고 다시 약물요법을 강화하여 경과를 보게 된다. 그래도 목적을 이루지 못하면 이 과정을 처음부터 다시 재검토한다. 이러한 난치성 고혈압 환자의 빈도는 4~6% 정도라고 한다.

고혈압 긴급증

오늘날에는 진단이나 치료의 현저한 진보와 건강검진의 효과적인 보급으로 중증 고혈압 환자들은 매우 적어졌다. 특히 고혈압 긴급증으로서 진단이나 치료가 절박한 상황은 아주 드물다.

고혈압 긴급증이란 '혈압이 현저하게 상승하여, 방치할 경우 가까운 장래에 불가항력적인 장애가 표적장기에 생기게 되므로 치명적이 될 수 있기 때문에 즉시 강압요법을 시작하지 않으면 안 되는 병태'라고 정의한다(일본고혈압학회 2000년 가이드라인). 여기에는 고혈압뇌증, 급성 대동맥해리를 합병한 고혈압, 폐수종을 동반하는 고혈압성 좌심실부전, 중증고혈압을 동반하는 급성 심근경색이나 불안정협심증, 갈색세포종발증, 자간 등이 해당된다. 이 상태일 경우에는 입원이 필요하며, 숙련된 의사(내과전문의나 순환기전문의 등)에 의한 치료가 필요하다. 좋은 강압제가 많은 오늘날에는 효과적으로 치료할 수 있다.

고혈압 긴급증을 진단할 때는 단순히 혈압이 높다는 것만으로 하는 것이 아니라 주요한 장기의 장애 정도를 정확하게 파악하는 것이 중요하다. 절박성에 관해서는 안저소견이 특히 중시된다. 안저에 울혈유두나 망막부종, 출혈, 백반 등이 보일 때는 신속하게 대응해야만 한다. 안저의 평가는 간단하게 할 수 있지만 오늘날 젊은 의사들 중에서 안저를 관찰할 줄 아는 의사는 많지 않다.

뇌의 자동순환조절능력을 넘어 혈압이 상승하면, 뇌에 부종이 생겨 뇌내압이 높아지므로 두통, 불온(不穩)상태, 오심(惡心), 구토, 시력장애, 의식장애, 발작경련의 순으로 상태가 악화된다. 이것이 고혈압뇌증이다. 신속한 대응이 필요하지만 한꺼번에 강압을 하면 뇌의 혈류가 감소해서 뇌기능장애가 더욱 악화되므로 혈압과 신경 증상을 신중하게 모니터하면서 치료한다.

고령자들은 고혈압을 적절하게 치료하지 않으면 심장에 부담이 커져 펌프부전이 되기 쉽다. 이 상태에서 혈압이 더 높아지면 폐에 현저한 울혈이 생기고, 핑크색 거품을 토하는 급성 폐수종이 된다. 앞에서 고혈압 긴급상태는 드물다고 했지만, 이러한 긴급증은 고령자 중에는 현재에도 적잖이 있으므로 앞으로는 더 많이 나타날 것이라고 생각된다.

이 장에서는 고혈압의 치료에 대해 알아보았다. 의사가 무엇을 어떻게 생각해서 환자들을 치료하고 있는지, 그 사고의 과정을 이해할 수 있었을 것이다. 다음 장에서는 새로운 세기를 맞이하여 앞으로 큰 문제가 될 고령자의 고혈압에 대해 살펴보기로 하겠다.

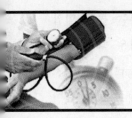

제6장 │ **고령자와 고혈압**

치료의 목표는 무엇인가

혈압은 모든 사람이 나이를 먹어감에 따라 높아진다고는 할 수 없으나, 전체적으로 보면 그런 집단이 대부분을 차지하고 있으므로, 높아지는 경향이 있다고 할 수 있다. 일본의 통계에 의하면 65세 이상의 경우에 약 60% 정도가 고혈압이라고 한다. 외래 환자를 보면 여러 가지 질환 중에서 가장 많이 진찰되는 것이 고혈압이다.

나이가 들면 대동맥과 중소동맥의 벽(壁)구조는 신축성이 큰 탄성선유가 점차 신축성이 작은 교원선유로 치환된다. 혈관은 전체적으로 늘어나 확장이 어려워져서 수축기압은 높아지고 확장기압은 내려가므로 맥압(수축기압과 확장기압의 차)이 커지게 된다. 전체적으로 보면 말초혈관의 저항은 높아지고 순환혈액량은 적어지며 심박출량도 저하되는 경향을 띠게 된다. 좌심실의 수축성은 좋지만 역으로 확장에 현저한 장애가 생기게 되는 것이다.

일반적으로 뇌, 신장, 심장 등의 주요 장기의 혈류는 높은 혈압 레벨로 조절되어 있다. 게다가 장기의 자동조절능력은 나이를 먹어 감에 따라 저하되므로, 예비능(변화에 대한 대응능력)이 떨어진다. 그러므로 급속하고 과도한 강압은 장기의 순환에 불리한 요인이 될 수 있다. 더 나아가 순환조절능력에도 장애가 생겨서 혈압이 동요성(動搖性)이 되므로 올라간 것은 내리기가 어렵고 내려간 것은 올리기 어려워진다.

그러면 고령자의 고혈압은 어떻게 치료하는 것이 좋을까? 당연히 치료의 목적이나 목표에 따라 달라질 것이다. 앞에서도 설명했지만 주요 장기에 장애가 생기는 것은 예방할 수는 없으나 지연시킬 수는 있다. 이것은 고령자에 대해서도 마찬가지이다. 그러나 아웃컴 연구에서는 치료효과를 생활의 전체상으로 포착한다. 그렇다면 고령자의 전체 생활상은 어떻게 생각해야 할 것인가? 고령화된 사회에서는 고령자의 새로운 생활상을 포착한 다음 행동 목표를 정하고, 그 목표를 향해 문제해결을 위한 대응책을 마련해 가야 할 것이다.

석세스플 에이징을 향해서

일전에 일본의 평균수명이 더 늘어났다는 보고가 있었지만, 이 이상의 수명 연장은 사회에서 꼭 필요한 것은 아니라고 생각된다. 중요한 것은 활동적으로 사회와의 관계를 유지하면서 '잘 살기

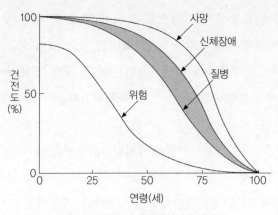

그림 6-1 인생 전체에 있어서의 건전도

나이가 듦에 따라 생기는 건강장애의 발생상황을 나타내고 있다. 위험(risk)이란 고혈압, 당뇨병, 고혈증, 비만, 흡연 등 소위 심장혈관병의 발증을 촉진하는 건강장애를 의미한다. 이것은 유전적으로 이미 정해지는 경우가 있으므로 출생시 그 건전도는 80%로 되어 있으나 시간의 경과에 따라 환경요인이 더해져 건전도가 급속히 저하된다. 나이를 먹는다는 자체가 리스크가 되므로 75세를 지나면 건전도는 0에 가까워진다. 질환은 심장병, 뇌순환장애, 신기능장애 등이 생기는 것으로 이들이 뇌경색, 심근경색, 혈액투석을 필요로 하는 말기 신장애, 다리의 괴저(壞疽)를 일으키는 폐색성 동맥경화증으로 진행하면 일상생활에 현저한 장애를 가져오게 된다. 이들 건전도는 나이가 들어감에 따라 저하되어 간다. 그래프의 가장 바깥쪽에 있는 것이 사망의 자연경과이며, 100세가 종말로 되어있다. 의료의 목표는 리스크, 질병, 신체장애의 커브를 자연사의 경과에 가깝게 하는 것에 있으며, 이것은 수명을 연장시키는 것은 아니지만 잘 산다는 것을 목표로 한 것이다.

(J. W. Rowe and R. L. Kahn, 2000)

(living well)'위해서는 무엇이 필요한가 하는 것이다. 구미에서 연구되고 있는 '석세스플 에이징(successful aging)'이라는 개념이 앞으로의 의료에서 요구되는 방향을 나타낸다고 생각한다. 석세스플 에이징을 번역하면 '성공적으로 나이를 먹는다(成功加齡)' 정도로 표현할 수 있다. 그러나 어떻게 번역을 해도 표현하기가 어렵기 때문에, 결국 원어 그대로 사용하고 있으므로 여기서도 그대로 쓰겠다.

사망률이 저하되면 고령자의 만성질환이 증가하고, 그에 동반되는 신체장애가 늘어난다. 앞으로 의료가 해야 할 역할은 신체장애를 줄여 발병률이 높아지는 것을 최대한 막는 것이라고 생각한다. 그림 6-1은 그 상태를 나타낸 것이다. 위험, 질병, 신체장애의 곡선이, 사망(의 자연경과)의 곡선에 어떻게 다가가는가 하는 것이 금후의 과제이다.

석세스플 에이징은 의학용어이다. 아부룬트(Avlund) 일행은 1999년, '양호한 기능적 능력과 높은 사회적 역할로 평가하는 고령자의 상태'라고 정의했다. 바꾸어 말하면, 기능적인 면에서 사회적인 활동을 할 수 있으며, 능력 면에서 사회적인 관계를 유지·증진할 수 있는 상태이다. 기능적인 능력은 '타인에게 의존하고 있는가' 또는 '자립되어 있는가' 그리고 사회적인 관여는 '높은가', '낮은가'로 활동적인 생활이 분류되고 평가된다.

아부룬트 일행이 덴마크 코펜하겐 11지구에 대해서 75세 이상의 남녀 주민 477명(참가율 89%)을 대상으로 조사한 결과를 보면 남녀 모두 높은 생활 활동성은 생활의 만족도와 밀접한 관련이 있었다. 또 남성의 경우에는 건강의 자기평가와 생활 활동성이 관련이 있었고 이들은 생활의 만족도와도 밀접한 관계가 있음이 나타났다. 여성의 경우에는 높은 건강 정도나 만성질환이 없는 것뿐 아니라 고수입, 많은 사회적인 접촉 정도, 좋은 기억력 등이 높은 만족도와 관계가 있었다. 결론은 ①높은 사회적인 관계는 낮은 기능적 능력을 대신한다. ②기능적 능력과 사회적 관여에 대한 평가는 남성과 여성 모두 생활의 만족도를 잘 나타내고 있다. ③이들 개개의 평가보다 양자의 평가가 유용하다는 것이다.

'잘 살기'위해 필요한 요인으로 우선 신체기능에 대한 것을 들

수 있다. 이것은 질병에 대한 위험 또는 질병이 있더라도 적극적으로 사회활동에 참여할 때 결정적인 장애가 되지 않는 범위에서라면 충분히 대신할 수 있다. 가장 중요한 것은 인간관계의 유지다. '사람을 필요로 하는 사람'인 것과 동시에 '사람에게 필요하다고 느껴지는 사람'일 것이 요구된다. 활력을 잃지 않기 위해서는 사회적인 역할이 필요하며, 생산적이기 위해서는 건전한 심신과 친구와의 교류 또는 사회와의 연결이 중시된다.

성공이란 '활약, 멋진 활동, 최고의 기분, 파도타기'이다. 이를 위해서는 자기효력을 발휘해야 한다. 자기효력이란 '어떤 결과를 도출해 내기 위해 필요한 행동을 잘 실행할 수 있다는 자기 자신이 가지고 있는 신념'이며, 그 구체적인 내용은 다음과 같이 요약할 수 있다.

① 상황에 따른 적절한 판단을 할 수 있다(개관적인 판단력).
② 사물을 계획한 대로 실행할 수 있는 대인능력과 주위 사람들과 협력해서 해나갈 수 있는 능력이 있다(자율적 인내력).
③ 장래에 대한 생활설계를 명확하게 할 수 있고, 언제나 목표를 향해 노력하고 있다(직업적 진로 계획도).
④ 자신의 능력(적성)을 충분히 발휘할 수 있다(직업적 진로 자율도).

나이를 먹으면서 일병식재(一病息災)까지는 아니더라도 고혈압을 적절하게 관리하는 것은 신체기능을 높은 수준으로 유지한다는 데 중요한 의의가 있다.

치료효과는 기대할 수 있는가

고령자의 고혈압은 수축기압이 높아지는 수축기성 고혈압이 특징이다. 60세 또는 70세 이상의 수축기압과 확장기압 모두 높은 환자들을 대상으로 한 서구의 장기개입(長期介入)시험에서 이뇨제나 β차단제라는 아주 일반적인 강압제에 의한 치료가 효과적으로 심혈관질환, 특히 뇌혈관장애의 발증을 억제했다고 보고되었다. 물론 수축기성 고혈압에 대한 장기개입시험에서도 이뇨제, 칼슘 길항제의 유용성이 나타나 있다.

80세 이상의 고령자에 대해서는 어떨까? 유럽에서 행해진 대규모 연구에서는 효과가 인정되고 있지 않지만, 이제까지 보고된 연구결과를 정리한 메타분석에서는 뇌혈관장애 4%, 심장혈관장애 22%, 심부전 39%로 효과적으로 억제함을 인정하고 있다. 그러나 심장혈관병에 의한 사망에는 별로 효과가 없었다.

80세 이상의 고령자를 대상으로 한 대규모 연구는 현재 진행중이며(The Hypertension in the Very Elderly Trial:HYVENT), 그 결과에 의해 보다 적절한 정보를 얻을 수 있을 것이라고 생각한다. 고령자의 고혈압에서는 치료로 연명은 할 수 없을지 모르나 장기 장애의 발증은 피할 수 있다. 일본에서는 대규모 연구는 없지만 규모가 작은 연구를 살펴보면 거의 같은 결과를 얻었다.

그러나 어떤 연구에서나 사용된 약물은 강압 이뇨제, β차단제, 칼슘길항제 등이었으므로, ACE억제제나 AT II수용체 차단제 등 새로운 강압제에 대한 자료는 부족하다. 치료의 목표는 어디까지 신체적인 기능의 개선이나 수명의 연장이며 아직 생활상 전체라는 아웃컴 연구는 없다. 따라서 현 시점에서의 고령자의 고혈압에 대한 치료는 이러한 사정을 고려하여 의사의 재량하에서 행해지게 된다.

치료의 대상과 강압 목표

우선 모든 대상자들에게 생활습관의 수정을 실시하는 것이 당연할 것이다. 약물요법에 관해서는 일본에서의 가이드라인을 바탕으로 설명하겠다.

기술한 바와 같이 중증도가 높을수록 치료의 이익이 커지므로 적어도 2단계(stage 2) 이상의 고혈압에는 약물요법을 실시한다는 것이 현시점에서 일치된 견해이다. 1999년에 후생성의 장수과학 종합연구반에서 『노년자 고혈압 가이드라인』(1999년 개정판)을 냈다. 그 중에 고령자 고령압(高齡壓)에 있어서 강압의 치료대상 혈

표 6-1 고령자 고혈압에 대한 연대별 치료대상혈압과 강압목표

	60대	70대	80대
치료대상혈압치(mmHg)			
수축기 혈압	≧140~160	≧160~170	≧160~180
확장기 혈압	≧90	≧90	≧90
강압목표치(mmHg)			
수축기 혈압	≦140	≦150~160	≦160~170
확장기 혈압	<90	<90	<90

주 : 고령자일 경우에는 개인차가 크고, 역(曆)연령보다 생리적 연령이 중요하다. 병태를 종합적으로 감안한 주치의에 의한 재량을 중시하기 때문에 수치에는 차이가 있다.
(일본고혈압학회 2000년 가이드라인)

압치, 강압목표 레벨이 합병증이 없을 경우, 즉 1단계(stage 1)에 대한 일반적인 방침으로서 제시하고 있다.(표 6-1)

이러한 기준은 대규모 임상연구를 바탕으로 정해진 것이 아니다. 연구반이 일본의 전문가를 대상으로 한 조사를 바탕으로 현재 가장 일반적으로 행해지고 있는 전문가의 치료방침으로서 정리한 것이라고 생각하면 될 것이다. 이 가이드라인의 특징은 세대별로 어디까지 내려가는지의 기준이 다르며 고령자일수록 기준치가 높아진다. 구미의 연구에서는 단계적으로 강압을 도모할 때 하한선이 없으며 높을수록 좋다는 결과가 나왔다고 하지만 이들 연구는 고령자만을 대상으로 한 것이 아니므로 그대로 그 결과를 적용할 수 없다.

결국, 앞으로 고령 인구가 점점 늘어나게 되면 지금이야말로 엄밀한 아웃컴 연구를 하여 과학적으로 적절한 평가를 바탕으로 약물요법의 치료지침을 정해야 할 때라고 생각한다.

어떤 약을 선택할까

고령자에게 어떤 약을 선택하는가에 대해서는 전혀 데이터가 없다. 전술한 ALLHAT에 의해 통상의 고혈압에 대한 치료에서 각 약물간의 우열이 정해진다고 생각되지만 고령자에 대해서는 별도의 연구가 행해지지 않는 한 정답은 없다.

앞에서 나온 노년의 고혈압치료 가이드라인(1999년 개정판)에는

60, 70, 80대의 3군(群)으로 나누어 제1~3스텝의 약물 선택의 지침이 제시되어 있다. 각 군의 제1선택약은 장시간 작용형 칼슘길항제, ACE억제제 그리고 소량의 이뇨제로 되어 있고 제2스텝 이후에는 상황에 따라 이들 약물을 조합해서 사용하게 되어 있다. 그밖에 고령이 될수록 장기 장애가 병존하는 환자들이 많아지므로 2단계(stage 2) 이상의 중증도가 되지만 뇌혈관장애, 허혈성 심질환, 심부전, 신부전, 당뇨병, 고지혈증, 통풍, 만성 폐색성 폐질환, 골다공증, 전립선비대 등의 병존 여부에 따라서 보다 효과적이라고 권장되는 약물의 선택이 제시되어 있다. 고령자 고혈압의 문제는 금후 중요한 사회적인 현상으로 중시될 것이라고 생각된다. 선진국에서는 인류가 예전에 경험해 본 적이 없다고 할 정도로 사회가 고령화되었다. 이것은 단순한 의학적인 문제가 아니다. 정치·경제·문화적으로 크게 정세가 변화되고 있는 지금 세계적으로 문제해결을 도모하지 않으면 사회 전체의 행복은 바랄 수 없다.

고령자는 중·장년의 연장이 아니라 그 자체를 특유한 상황으로 연구해야 한다. 어떻게 살 것인가에 대한 목표가 없이 어떻게 치료할 것인가의 목표는 정해질 수 없다. 문제의 해결에는 이제까지의 지식이나 경험만으로 어물어물 넘어가는 식이 아니라 모든 것이 변해가는 사회현상 속에서 보다 건전한 아웃컴 연구의 새로운 도입이 필요하다고 생각된다.

제1부 '고혈압의 진료'를 이제 마무리한다. 여기까지 읽어주신 독자 여러분들께 진심으로 감사의 마음을 전한다. 현재 고혈압으로 치료를 받고 있거나 앞으로 치료를 받으려고 하는 사람 또는

친척 중에 고혈압인 사람이 있는 경우 등의 다양한 상황을 고려해서 할 수 있는 한 우리들 의사가 현재 실천하고 있는 고혈압 진료의 실태를 바로 이해하는 데 도움이 되었으면 하는 마음으로 설명해 왔다.

이제까지 살펴본 20세기의 의료는 눈부신 과학의 진보를 뒷받침으로 한 혁신적인 진단법이나 치료법을 사회에 널리 공급하는 것이었다. 그 결과 적어도 심장 혈관계의 질환에 관해서는 이제까지 절망적이었던 중증 장애를 매우 효과적으로 회복시키게 되었다. 수명을 단축시킬 뿐 아니라 남겨진 생명 시간을 비활동적·비생산적 더 나아가 비인간적으로까지 부득이 하게 살아야만 했던 대다수의 사람들에게는 구세주였음은 의심할 여지가 없을 것이다. 그러나 이것은 질환이 치유된 것이 아니고, 실제로는 신체장애나 다한 수명을 조금 연장시킨 것에 불과했다. 현실적으로 보면 리스크가 높은 사람들이 늘었다고 하는 편이 옳다.

다시 처음으로 돌아가 보자. 제1장 '지금, 왜 고혈압인가?'를 읽고 이 질환이 매우 많은 사람들의 공통된 건강장애로, 빠른 시기에 적절하게 조치를 취하지 않으면 장시간의 경과에서 돌이킬 수 없는 기능장애를 일으키게 된다는 것을 알았을 것이다. 그럼 어떻게 해야겠는가? 당연히 고혈압에 대한 지식을 더 넓히고, 고혈압과 함께 살기 위한 전략을 세워야 할 것이다. 그러기 위해서는 사는 목표를 확실하게 세우고, 그 목표에 도달하기 전에 고혈압으로 좌절되는 일이 없도록 스스로 보다 나은 케어를 원하는 정도의 욕심은 있어야 한다. 건강을 손에 넣기를 바라면서, 아무런 지식도 없이 주어지는 대로 아무 것도 납득하지 못한 채 치료를 받고 있다는 것이 과연 용납될 수 있겠는가? 그런 의미에서 보다 나은 케어, 고혈압의 실상, 고혈압의 진료실태의 순서로 설명해 보았다.

　30년 전부터 혈압계는 의사만의 것이 아니라 환자도 사용할 수 있게 되었다. 이로 말미암아 현재의 의료가 크게 변했다는 점을 상기하면, 새로운 시대에는 더 진보된 셀프케어(self care)가 보다 좋은 의료로 연결되리라 확신한다. 제2부에서는 탐구심이 왕성한 독자 여러분들을 위해 혈압의 측정, 심장 혈관의 기능, 왜 혈압이 높아지는가에 대해 좀더 상세하게 알아보기로 하겠다.

ypertension

고혈압의 이해

| 제7장 | **혈압 재기**

| 제8장 | **혈압이란 무엇인가**

| 제9장 | **혈압은 왜 높아질까**

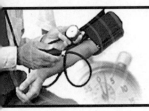

제7장 | **혈압 재기**

최초의 혈압측정

1733년에 최초로 살아있는 동물에서 혈압을 잰 것은 영국의 다재다능한 신학자이자 과학자였던 스테판 헤일스(Stephen Hales)였다. 그리스 로마시대에는 광범위한 수도설비가 발달했는데도 불구하고, 압(壓)이라는 개념이 전혀 없었다는 것은 매우 이상한 일이다. 또한 1628년에 혈액의 순환에 대해 쓴 윌리엄 하베이(William Harvey)조차도 몸 전체에 혈액을 순환시키는 힘에 대해 설명하고 있지 않다는 것은 놀랄 만하다. 오늘날 고혈압은 건강장애의 가장 중요한 요인 중 하나로 혈압측정이 진단의 시작임을 생각하면, 만족할 만한 기계가 없었던 시대에 혈압을 직접 측정했다는 것은 의학적 쾌거였다고 말할 수 있을 것이다.

헤일스 자신의 기록에 의하면, 14살 난 말 암컷을 마취하지 않고 앙와위(천정을 보고 똑바로 누운 자세)로 묶은 후에 복부에서 3인치 아래쪽에서 대퇴동맥(허벅지가 달린 부분에 있는 동맥)을 노출시켜 실로 묶은 다음에 그곳에 지름 1/6인치인 황동관을 꽂고 여기에 같은 지름의 길이가 9피트(2.74m)인 유리관을 연결했다.

이어서 걸어 둔 실을 느슨하게 하면 피가 유리관 속으로 차오르면서 좌심실의 높이에서 수직으로 관속을 8피트 3인치(2.51m)나 올라가다가 멈추었다. 이 피 기둥은 한꺼번에 그 높이에 도달한 것이 아니라 먼저 반 정도 올라가고, 그 후 박동에 따라 12, 8, 6, 4, 2, 1인치 식으로 올라갔다. 최고레벨에 도달한 후에도 박동에 따라 2~4인치나 오르내렸다고 기술하고 있다. 이때의 실험상황을 상상해서 그린 그림이 많은 책에 실려 있는데, 모두 측와위로 경동맥에 관이 꽂혀 있으므로 사실과 다르다.

일반적으로 말의 심박수는 정상적인 사람 심박수의 대략 반 정도라고 한다. 분당 36박 정도인데, 헤일스가 사용한 암말은 분당 55박이었고, 아픔을 느꼈을 때는 분당 60~100박에나 달했다. 또 헤일스가 다른 거세한 말에게 한 실험에서는 말의 코를 눌러 호흡을 방해하니 혈압이 5인치나 올라가는 것을 보았다. 헤일스는 분명히 오늘날에 말하는 평균혈압을 보았던 것이다. 혈압은 심박에 따라 조금씩 변동하며, 여기에 더 느린 호흡성 동요가 첨가되는 것임을 관찰하고 있다. 이미 이 시대에 수액의 수압을 U자형 관으로 측정한 바가 있었다. 그래서 헤일스는 후에 사람에게 U자형 수은혈압계를 실제로 사용했는데, 이 방법은 대략 100년 후에 프랑스의 의학생 포아제이유(Poiseuille)가 개에게서 혈압을 측정한 방법과 똑같았다.

헤일스는 매우 다재다능한 사람이었다. 의학(醫學)적으로는 형

무소의 지붕에 풍차를 달고 형무소 내의 환기를 개선한 결과로 발진티프스의 발증을 감소시켜 공중위생학상 그 공적을 높이 평가받고 있었는데, 혈압측정에 있어서도 당시에 이미 이러한 관찰을 한 것은 경이로운 일이었다.

그 후, 19세기 말경부터 20세기 초에 걸쳐 전기의 기술을 응용한 측정법이 발달하여 오늘날의 심장 혈관 내압 측정법이 확립되었는데, 그 일은 이 책의 주제가 아니므로 자세한 설명은 생략하겠다.

간접측정법의 시작 – 촉진법

동맥내압을 직접 재는 일은 일상생활에서 간단히 할 수 없다. 그 때문에 실제로는 촉진법이 옛날부터 시행되고 있었다. 겉으로 나타난 동맥으로는 대부분의 경우에 요골(橈骨)동맥을 사용했다. 이 방법은 손가락 세 개를 요골동맥에 대고 우선 심장에서 가장 멀리 있는 손가락의 동맥을 압박함으로써 척골(尺骨)동맥에서부터 혈류를 차단하면, 나머지 두 개의 손가락에서 맥박이 느껴진다. 그 상태에서 심장 쪽 손가락에 힘을 넣어 가운뎃손가락에 박동을 느낄 수 없게 되었을 때의 압박감으로 동맥압을 추측할 수 있다. 이 방법으로 많은 정보를 얻을 수 있게 되었지만, 개인차가 크고 이 기술을 잘 숙지했다고 하더라도 실제의 압과는 매우 차이가 크기 때문에 실용성이 부족하다. 그래서 동맥을 압박하는 데 필요한 압을 정량화하는 시도가 이루어져 여러 가지 기기가 고안되었다.

1876년, 피부에 상처를 내지 않고 사람의 혈압을 측정하는 장치를 발명한 것이 폰 바쉬(Von Basch)이다. 그는 압력계에 연결한 물 또는 공기를 채운 작은 주머니를 동맥에 대고 서서히 압을 높여 갔을 때 맥박이 소실하는 레벨의 압과 서서히 압을 내려가면서 재차 맥박이 닿았을 때의 압을 측정하고 이들 두 값의 평균치를 수축기압이라고 했다.

프랑스에서는 마레(Marey)가 1876년 전완(前腕) 전체를 수압으로 압박하는 방법을 시도했다. 이 장치는 실린더에 창을 설치하여 팔의 상태를 관찰할 수 있게 되어 있다. 실린더 압을 올려 전완을 압박해 가면, 실린더 내의 박동이 점점 커진다. 더 압을 올리면 이번에는 박동이 감소해 간다. 이때 팔이 창백해지면서 수축기압보다 조금 높은 값을 얻게 된다. 이 압 변동을 먹지에 기록해 보면 객관적으로 압을 측정할 수 있다. 후에는 공기압으로 측정하게 되었으나 그때에는 최대의 압 변동을 확장기압 그리고 변동이 소실되는 시점을 수축기압이라고 했다.

이것으로 ①동맥을 압박하면 말초의 박동이 소실한다는 것, ②가하는 압의 크기를 기록해 보면 박동에 따른 진동을 관찰할 수 있고 그 진폭은 압에 따라 달라진다는 것, ③대상에 따라 레벨은 다르지만 어떤 압의 높이에 이르면 팔이 창백해지고 압을 다시 내리면 팔의 색이 다시 원래대로 돌아가는 것 등을 알게 되었다. 이러한 관찰사실들은 그 후 4개의 간접적인 혈압측정법인 촉진법, 발적법, 청진법, 진동법으로 응용되게 되었다.

혈압측정의 원리는 이탈리아의 리바 로치(Riva-Rocci, 1896) 및 영국의 힐과 버나드(Hill and Barnard, 1897)로 이어졌다. 상완(상완동맥)을 공기압(구혈대, 커프)으로 압박해서 요골동맥의 박동을 멈춘 다음에 점점 압을 내려가면서 요골동맥의 박동이 재차 생길 때의 압으로 혈압을 측정하는 방법이 고안되었다. 이것이 오늘날 혈압 측정에서의 맥진법에 해당하며 수축기압을 얻을 수 있다. 당시는 커프압을 높여서 맥이 소실될 때의 압과 커프압을 내려가면서 맥이 다시 생길 때의 압의 평균치를 혈압치라고 했다.

이 방법은 원리적으로는 옳지만 구혈대의 폭에 따라 값이 달라지는 점이 문제였다. 당시 사용되었던 커프의 폭은 너무 좁았기 때문에(리바 로치는 5cm, 힐과 버나드는 8cm) 실제 혈압치보다 높은 값을 얻었다. 1901년, 이 문제를 해결한 것이 폰 렉클링하우젠(Von Recklinghausen)이다. 성인의 경우에 상완둘레가 24cm일 때 10~12cm폭의 구혈대를 사용해야 제값을 얻을 수 있음을 보여주었다.

현재에도 촉진법은 청진법을 적용할 수 없을 경우에 사용되고 있다. 그러나 원래는 모든 청진법에 우선하여 실시되어야 한다. 촉진법으로 맨 처음 제시되어야 할 커프압의 레벨이 결정되기 때문이다. 또한 1940년 시걸(Segall)에 의해 촉진법으로 확장기압도 측정할 수 있음이 밝혀졌다. 구혈대의 아래쪽 가장자리에서 엄지손가락을 상완동맥에 대고, 커프압을 올려가면 동맥의 박동이 소실된다. 이 레벨보다 20~30mmHg 높은 레벨에서 커프압을 천천히 내려가면 박동이 느껴지게 되는데 이 최초의 박동이 생기는 레벨이 수축기압이다. 계속해서 더 압을 내리면 엄지손가락의 안쪽에서 진동하는 박동이 느껴진다. 이 진동이 소실되는 압 레벨이 확장기압에 해당한다.

시걸은 100명의 환자를 대상으로 촉진법과 청진법을 비교해서 그 차가 2~10mmHg의 범위 내에 있음을 밝혔다(시걸법). 실제로 압맥파를 기록하면 확장기압 부근에서 맥파가 올라가는 패턴이 변하므로(notch의 소실), 이 레벨을 객관적으로 식별할 수 있다. 후에 많은 사람들이 촉진법과 청진법을 비교 검토함으로써 높은 상관계수가 있음을 알게 되었지만, 실제로 개개의 예에 대해서 보면 명확하게 식별할 수 없는 경우도 있기 때문에 이의를 제기하는 사람도 있다. 이 방법에는 생각하지 못한 효용도 있다. 환경조건에 따라 청진을 할 수 없을 정도로 소음이 심한 곳에서 그 위력을 발휘한다는 점이다. 예를 들면 구급차 안에서 혈압을 측정할 경우 등에 유용하다.

청진법

■ 코로트코프 법(K법)

1905년 러시아의 코로트코프(N. S. Korotkoff)는 청진기로 혈관음을 청취하여 수축기압과 확장기압을 측정하는 방법을 제안했다. 구혈대로 동맥을 완전히 압박하면 혈관음은 소실한다. 리바 로치의 커프를 위팔에 커프의 끝단이 팔꿈치 안쪽 주름 바로 위에 오도록 잘 감고, 커프 아래 동맥의 박동이 소실될 때까지 압을 급속하게 올려 혈관을 압박 후 커프 아래쪽의 동맥에 소아용 청진기를 대고 혈관음을 들었다.

처음에는 음이 전혀 들리지 않으나 수은주가 일정한 레벨에 도달하면 최초로 짧은 음(제1음)이 들린다. 이것은 구혈대로 압박했을 때 맥파의 일부가 통과함을 의미하며, 이 시점의 압이 최고혈압(이후 수축기압)이다. 더 압을 내려가면 수축기성 잡음이 청취되며 이것은 다시 제2의 점점 강해지는 음으로 변했다가 마지막에는 모든 음이 사라진다. 이 제2음이 사라질 때 혈관내압은 커프 압을 웃돌고 있으며 이때의 압이 최저혈압(이후 확장기압)이다.

동물 실험에서도 이 사실이 뒷받침되었다. 제1음의 출현은 요골동맥의 박동이 나타나는 것보다 10~12mmHg 높다는 것이 이미 알려져 있었다. 소아용 청진기를 사용한 것은, 당시 사용되고 있었던 라엔넥(Laennec)형 청진기(筒型)로는 압력계의 눈금을 읽기가 어려웠기 때문이었다. 벨식 청진기는 1851년에, 막식(膜式) 청진기는 1901년에 특허를 낸 것을 보아도 이것을 사용한 것은 분명하다.

코로트코프의 제안은 바로 받아들여지지 않고, 그 후 많은 추가 시험이 실시되었다. 그 중에서도 워필드(Warfield)는 1921년 마취견의 대퇴동맥에서 한 쪽에서는 직접 동맥 내압을, 또 다른 한 쪽에서는 코로트코프음(K음)을 측정해서 양자를 비교했다. 물론, 개의 K음은 사람과 다르지만 음의 시작과 끝이 식별되었으며 더 나아가 확장기압은 K음이 소실되는 시점이 아니라 소실되기 전에 음이 작아지는 시점(muffling)과 일치함이 밝혀졌다. 확장기압을 음이 작아지는 시점으로 할 것인가 아니면 음의 소실되는 시점으로 할 것인가에 대해서는 현재까지도 의견이 분분하다.

1931년 마취하지 않은 상태에서 사람에게 직접법과 K음법을 비교한 것은 울프와 본스도르프(Wolf and Von Bonsdorff)였다. 그 결과를 보면 25회의 측정에서 대략 3분의 1이 수축기압, 확장기압이 5mmHg 이내로 일치했다. 그 변동 폭은 넓게 ±10mmHg 사이에 들어가는 것이 수축기압으로 84%, 확장기압은 56%였으나 20mmHg 이상의 차를 보인 것은 전자에서 2%, 후자에서는 4%에 불과했다. 그밖에도 많은 연구가 있는데 대부분이 K음법의 타당성을 지지하는 것이다.

확장기압을, 음이 작아지는 점에서 보면 혈관내압보다 3~4mmHg 높고, 음이 소실되는 점에서는 7mmHg 정도 낮았으며, 전자의 값을 보다 안정적으로 얻을 수 있었다(Bordly, 1951). 또 저혈압 환자들에게는 K음을 들을 수 없는 경우가 있다. 이 경우에는 일반적인 측정방법으로는 타당한 값을 얻을 수 없다. 이에 관해서는 뒤에서 설명하겠지만 다른 방법으로 K음을 증강시킨다.

로만(Roman) 등은 1965년 비행 중 상완동맥의 혈압에 대해 직접법과 K음법을 비교했다. 1시간 20분 동안 바짝 긴장하고 비행할 때의 혈압에 관해서 두 가지 방법은 똑같이 일치했다. K음법은 수축기압이 3mmHg로 낮았고 확장기압은 4mmHg 높은 값이 나왔다. 이것은 오늘날 평상시 임상에서 행해지고 있는 장시간 혈압 모니터법(Ambulatory Blood Pressure Monitoring:ABPM)의 타당성을 지지하는 근거가 되었다.

■ 측정상의 문제

혈압계에는 어떤 종류가 있는가

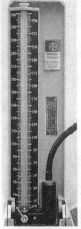

그림 7-1
수은혈압계

① 수은 혈압계 : 현재 진찰실에서 사용되고 있는 가장 일반적인 혈압계는 수은 혈압계이다. 이것은 혈압계의 원형이라고 할 수 있는 것으로 눈금이 새겨진 유리기둥(그림 7-1), 그것에 레버를 매개로 연결되는 수은 탱크 그리고 수은 탱크에 고무관을 매개로 공기압을 가하는 송기(送氣)펌프로 되어 있다. 수은 혈압계는 가장 오차가 적고, 조심해서 사용하면 사용기간이 길지만 종종 적절한 사용법을 모르는 분별 없는 의료진이 다룰 경우에 오래 사용하지 못하고 고장나는 경우가 많다.

예를 들면 수은탱크와 유리기둥 사이에 있는 레버는 사용 후에 유리기둥 안의 수은을 수은탱크로 모두 되돌려 보낸 후 폐쇄의 위치로 돌려놓아야 하는데, 그것을 잊어버리면 수은이 유리기둥 끝까지 올라가 그곳에 있는 잠금쇠 안쪽 알갱이의 쇼크흡수판이 막힌다. 그 결과 가압해도 수은주가 부드럽게 올라가지 않는다든가 수은 때문에 유리기둥의 내부가 더러워져 눈금이 잘 보이지 않게 되는 등 지장이 생긴다. 수은의 양은 레버를 열었을 때 완전히 0에 일치되어야만 한다(그림 7-2). 유리 기둥의 맨 위에 있는 쇼크흡수판은 동맥의 박동에 의한 수은주의 동요를 최소화하기 위한 것으로 수은뿐 아니라 먼지 등으로 눈이 막히지 않게 하는 연구가 필요

하다. 고무공이나 고무관은 오래되면 균열
이 생겨 공기가 새는 원인이 된다. 송기펌
프의 공기량을 조절하는 마개는 너무 딱딱
하면 공기의 흐름을 원활하게 할 수 없다.

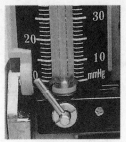

최근, 북유럽을 중심으로 한 여러 나라
에서는 환경오염의 관점에서 수은혈압계

그림 7-2
수은혈압계의 0레벨

를 의료시설에서 없애자는 운동이 일어나
고 있다. 뒤에 설명하겠지만 현재 많은 시설 또는 가정에서의 혈
압측정은 전자자동혈압계로 하고 있으므로 실제로 수은혈압계가
없어도 지장은 없다. 또 아네로이드 혈압계를 사용해도 충분하다.
그렇게 되면 혈압의 단위는 mmHg일 필요가 없어지므로 킬로 파
스칼이라는 단위를 사용하게 될 것이다.

최근, 일본대학스루가다이(駿河台)병원 순환기내과의 구시로(久
代登志男) 씨를 중심으로 한 그룹에서 일상 병원내의 진료에서 사
용되는 수은혈압계를 검사했다. 그 결과에 따르면 90대 중 37대
(41%)에서 3mmHg가 넘는 오차가 있었다. 본래 표준이 되어야 할
수은혈압계가 이렇게 신뢰성이 떨어진다는 것은 중요한 일이다.
아네로이드 혈압계에 대해서도 같은 검토를 했는데 이것은 25대
중 8대(32%)에 문제가 있었는데도 불구하고 수은혈압계보다 나은
결과가 나왔다. 이것은 시간이 지남에 따라 나타난 수은 혈압계
자체의 변화라고 여겨지는데, 이런 점에서도 머지않아 수은 혈압
계를 사용하지 않게 될지도 모른다.

② **아네로이드 혈압계** : 아네로이드 혈압계는 휴대가 간편하다는

점에서 요즈음에도 왕진을 할 경우 등에 사용되고 있다. 종래에는 계기로서 정확함이 떨어지는 면이 있어 때때로 수은 혈압계로 확인하지 않으면 안 된다고 여겨졌으나 수은 혈압계 자체에 문제가 있다면 생각을 바꾸어야 한다. 자세를 바꿀 때나 운동부하 시험 등에서는 바로 옆에 압력계가 달려 있어 측정하기 편하다. 그러나 현재는 거의 모든 측정에서 전자 혈압계를 사용하고 있으므로 이용가치가 떨어졌다.

③ 전자 혈압계 : 혈압측정의 자동화는 1970년대에 급속하게 진행되어, 현재에는 전자 혈압계가 혈압측정에 불가결한 기기가 되었다. 수동으로 측정하는 혈압은 측정상의 오차가 자주 발생하여 측정하는 사람들 사이의 변동뿐 아니라 동일한 측정자라도 변동이 크다. 또 백의성 고혈압(진찰을 받을 때만 혈압이 올라가는 현상)에서 알려져 있듯이 측정하는 사람이 의사인가 간호사인가에 의해서 피측정자의 반응이 달라진다는 점에서도 일정한 측정조건을 항상 유지할 수 있는 자동혈압측정장치의 유용성은 의심할 여지가 없다. 오늘날 그런 목적으로 개발된 많은 기기가 시판되어 유통되고 있으며, 그들 대부분은 실용적인 견지에서 보아 기계적인 문제는 없다고 생각해도 좋을 것이다.

현재 사용되고 있는 자동혈압측정장치에서는 K음법이 아니고 진동법이 도입되어 있다. 본래, 진동법은 간접적인 측정법 중에서 유일평균혈압(산술평균이 아니라 적분해서 얻어진 값)을 얻을 수 있게 되어 있으나 오늘날에는 일상에서 평균혈압은 별로 의미가 없으므로 수축기압과 확장기압의 양쪽을 측정하는 방법이 보급되고 있다.

청진법에서는 신호와 잡음의 구별이 사람에게는 아주 쉽게 감각적으로 가능하지만 기계의 경우에는 가장 어려운 작업이다. 특히, 혈압측정을 안정상태일 때 뿐 아니라 운동부하나 일상의 동적인 행동 중에 하게 되면 청진법은 무익하다. 실제 값과는 조금 다르더라도 안정되게 일정한 조건하에서 혈압치를 얻는 것이 임상적으로 평가가 높다.

또 가정에서의 혈압측정이 실질적으로 의사가 진찰실에서 측정하는 혈압치보다 유용하다면(실제로 이에 대한 증거가 있다) 간편하고 정확하게 혈압을 측정할 수 있는 자동혈압측정장치는 고혈압의 진단과 치료에서 불가결한 의료기구라고 할 수 있다.

시판되고 있는 여러 종류의 기기에 대해서 그 정확도에 관한 연구가 있는데, 2001년 유럽고혈압학회에서는 이 연구 성적을 정리해서 제시하고 있다. 평가 대상인 많은 기계는 최신 것이 아니라서 현재 시판되고 있는 것과는 다르지만 참고가 될 만하다. 국제적으로 가정에서 측정할 때 사용되고 있는 기계의 약 반수가 '권장할 수 없다'고 여겨지고 있지만 일본에서 개발된 기계에 대해서는 '권장할 만하다'고 판정된 것도 있다. 그러나 현재 시판되고 있는 것 중에는 국제적으로 인정되는 연구가 없는 것도 있으므로 이 권고만으로 모든 것을 판단하는 것은 곤란하다.

오히려 문제는 기계를 사용하는 방법의 잘못 또는 부적절한 측정방법에 있다고 생각하는 편이 타당할 것이다. 이 점에 관해서는 충분한 환자교육이 필요하므로 다음에 구혈대의 폭, 측정 방법에 대해 조금 상세하게 설명하겠다.

구혈대(커프)의 사이즈

간접적으로 혈압을 측정하기 시작했을 때는 연구한 사람들에 따라 구혈대(커프)의 폭이 달랐다. 어떤 폭이 적절한가에 대해서는 폰 렉클링하우젠의 연구로 해결되었다는 것은 앞서 기술한 바 있다.

폭이 좁은 구혈대는 동맥을 압박할 때 폭이 넓은 구혈대보다 높은 압이 필요하다는 점에서 혈압치가 높아진다. 또 구혈대의 길이도 짧을수록 혈압치가 높아진다. 따라서 구혈대의 폭은 팔의 굵기에 맞추어서 적절한 것을 선택하든가 정해진 폭의 구혈대를 사용할 때는 위팔의 둘레를 측정한 값을 보정할 것을 권장한다. 그러나 실제로는 그렇게 번거로운 작업을 할 수 없으므로 대략 평균적인 폭의 것이 사용되고 있다. 너무 굵은 팔이나 소아의 경우에 팔 이외의 넓적다리 등에서 측정할 때는 구혈대의 폭을 그 둘레에 따라 바꿔주어야 한다.

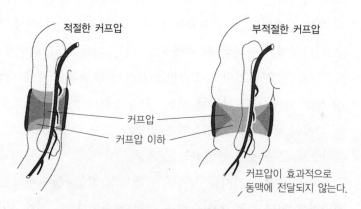

그림 7-3 커프 폭의 차이에 의한 위성 고혈압
팔의 굵기와 커프 폭의 넓이에 의해 혈압 측정치가 변한다. 같은 커프 폭이라도 팔이 굵으면 동맥을 폐쇄하기 때문에 가해진 커프압이 더 높아지므로 실제의 압보다 높아진다. 이것을 위성 고혈압이라고 한다.

진정한 의미의 고혈압이 아니라 측정상의 문제에서 고혈압이라고 간주되는 경우를 위성(僞性)고혈압이라고 하는데, 부적절하게 폭이 좁은 구혈대를 사용하면 위성 고혈압을 만들어 내게 된다(그림 7-3). 현재 보통 사용되고 있는 커프의 폭은 14cm, 길이는 24cm이다.

자세

혈압은 자세에 따라서도 달라진다. 누운 자세보다 앉은 자세 그리고 서있는 자세에서 수축기압은 낮아지고 확장기압은 높아진다. 따라서 WHO에서는 의자에 앉아서 편안한 자세로 팔을 가볍게 구부려 테이블 위에 놓고 구혈대를 두를 팔이 대략 심장 높이에 오게 하는 위치를 표준 자세로 정하고 있다.(그림 7-4)

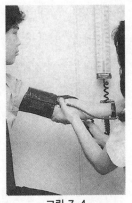

그림 7-4
앉은 자세에서의 혈압측정

이때, 중요한 것은 측정할 동맥의 위치가 심장 높이에 있어야 한다는 점이다. 목적에 따라 자세를 바꿀 때도 이 원칙이 적용된다. 즉, 위를 보고 누운 자세에서는 측정하는 팔에는 베게 등을 사용해서 심장 높이로 들어올려주어야 한다. 그때, 자력으로 팔을 들어 올리면 그 동작이 부하가 되어 혈압이 올라간다. 서 있을 때도 마찬가지로

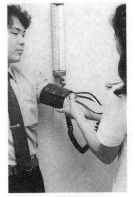

그림 7-5
서 있는 자세에서의 혈압측정

측정부위가 심장 높이가 되도록 들어올려야 하므로 대를 놓고 팔을 지지하든가 측정하는 사람이 피험자의 팔을 잡아주든가 해서 피험자에게 팔의 높이를 유지하기 위해 부하가 걸리는 일이 없도록 해야 한다.(그림 7-5)

측정 방법

① **구혈대 사용법** : 청진법을 중심으로 살펴보고 있는데, 측정계인 기기의 상태가 완전하다고 하면 측정기술로서는 구혈대(커프)를 두르는 법이 우선 문제가 된다. 통상, 팔의 팔꿈치 관절부분보다 1~2cm 위쪽에 손가락 하나나 두개가 들어갈 정도로 감는다.

느슨하게 감는 이유는 세게 감으면 팔뚝에 울혈을 일으켜 K음이 잘 들리지 않기 때문이다. 사실, 팔뚝의 울혈을 가중시키면 K음은 작아진다. 예를 들면 서있는 자세일 때 측정하는 팔을 내린 채 재면 팔뚝에 울혈이 생기므로 K음은 현저하게 감소한다. 그러나 너무 느슨하게 감으면 동맥을 압박하는 데 더 높은 압이 필요하게 되어 올바른 혈압치를 얻을 수 없다.

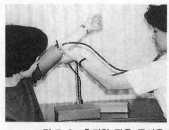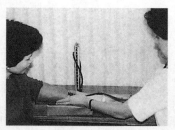

그림 7-6 측정할 팔을 들어올려 코로트코프음을 증강시키는 방법

측정할 팔을 들어 올린 다음 커프압을 신속하게 높인다(왼쪽 사진). 이어서 측정할 팔을 원래 위치로 한 다음 커프압을 정해진 속도로 내려간다(오른쪽 사진).

이러한 이치를 알고 있으면, 구혈대는 팔을 강하게 압박하지 않게 잘 두르고 측정할 때 울혈을 없앨 연구를 하면 좋을 것이다. 즉, 구혈대에 압을 가하기에 앞서 측정할 팔을 들어 울혈을 없앤 다음에 그대로 가압해서 측정할 때 팔의 위치를 원래대로 하면 좋을 것이다.(그림 7-6)

팔을 들어 올렸을 때 4~5회 손바닥을 쥐었다 폈다 하면 더 효과적이다. 또 반복해서 측정할 때는 2~3분간 간격을 두라는 지시를 하는데 이것은 의미가 없다. 팔뚝에 울혈이 생기지 않게 하는 것이 포인트이므로 울혈을 피할 수 있는 방법을 찾아보면 긴 간격을 둘 필요가 없고 연속해서 측정해도 상관없다.

② 가압과 감압 방법 : 압을 가할 때는 가능한 한 빠르게 하고 감압할 때는 1초당 1mmHg씩 내리는 것이 원칙이다. 빨리 가압하는 이유는 울혈을 피하기 위해서이다. 가압하면 최초에 압박되는 것이 정맥인데 천천히 가압할수록 팔에 혈액의 유입이 많아지므로 울혈이 심해진다.

반대로 감압할 때는 너무 빠르면 혈압치를 읽는 데 오차가 생길 수 있으므로 적절한 감압 속도가 정해져 있다. 그러나 감압속도는 맥박의 빠르기로 조절해도 된다. 맥이 빠를 때는 기준보다 빨리 그리고 맥이 느릴 때는 기준보다 느리게 내린다.

어디까지 압을 올릴 것인가는 미리 맥진(촉진법)으로 수축기압을 어림짐작해 놓고 그 값보다 대략 20mmHg정도 높이는 것을 목표로 한다. 너무 많이 압을 가하면 통증이 불쾌한 자극이 되어 혈압치가 올라간다.

③ 코로트코프음(K음)을 청취하는 법 : 청진법은 K음을 청취하는 방법이 가장 중요하다. 우선 청진법에서 사용하는 청진기에 대해 어느 정도 알아둘 필요가 있다. 옛날에는 체온을 의사가 쟀다고 하면 믿을 수 없을지도 모른다. 혈압도 지금이야 의사가 아니더라도 청진기로 측정할 수 있으나 30년 전에는 의사만이 할 수 있는 의료였다. 이와 관련하여 체온계도 종래의 수은식은 현재에는 거의 사용하지 않고 대부분 자동전자체온계를 사용하며, 짧은 시간에 간단히 측정한다. 환경 면에서 보더라도 이것은 당연한 결과이며, 수은을 이용한 의료기기의 사용은 이제는 야만적이라고까지 말하는 시대가 되었다.

또 측정부위도 이전의 겨드랑이에서 구강내로 그리고 최근에는 고막의 온도로 측정하게 되었다. 혈압측정도 마찬가지로 수은혈압계에서 자동혈압계로, 측정부위도 종래의 팔에서 손목 그리고 손가락으로 누구나 쉽게 잴 수 있게 되었다. 그러나 체온계도 마찬가지지만 편리함과 정확성은 양립될 수 없는 것이다. 방법을 잘못하면 큰 판단의 실수를 범하게 된다. 그러므로 혈압측정의 원점인 청진법을 올바로 이해해 두어야 한다.

청진기에는 막식과 벨식의 헤드(93쪽, 그림 3-6)가 달려 있는데, 이것은 청취하는 음의 성격에 따라 구별해서 사용된다. 심장이나 혈관에서 발생하는 음은 1000헤르츠 이하이다. 특히 K음과 같이 혈관에서 나오는 소리는 120헤르츠 이하로 그 주요부분은 80헤르츠 정도라고 한다. 막식 헤드는 200헤르츠 이하의 소리가 잘리므로 K음은 벨식으로 듣는 것이 이치에 맞는다. 그럼에도 불구하고 WHO의 사전에서는 막식 헤드를 사용할 것을 권장하고 있다. 왜

일까? 그것은 의사 이외의 사람들이 측정할 때 막식이 사용하기 쉽기 때문이다. 벨식에서는 헤드를 너무 세게 누르면 안되고, 그렇다고 피부에 댈 때 틈이 생겨도 안된다.

이런 이유로 일반인들뿐 아니라 의사나 간호사도 대부분 모두가 막식 헤드로 청진하고 있다. 그러나 개중에는 K음이 미약하여 매우 듣기 힘든 경우가 있는데 그럴 때 벨식 헤드로 들으면 확실히 들린다.

그러면 혈압을 측정해 보자. 막식 헤드를 커프의 아래 가장자리에서 상완동맥의 박동이 닿는 위치에 가볍게 댄다. 이때 음은 들리지 않는다. 여기서 커프압을 올려가면 혈관음이 들리기 시작한다. 그대로 커프압을 더 올리면 동맥에서 발생하는 음이 완전히 사라지므로 그 레벨보다 조금 위의 압까지 가압한 다음에 압을 내려가면 (2mmHg/초) 다시 음이 들리기 시작한다. 이 소리는 가볍게 두드리는 듯하며, 처음에는 약하고 작지만 점차 세고 커진다(제1단계).

이 들리기 시작하는 레벨이 수축기압에 해당한다. 그대로 더 압을 내려가면, 이번에는 소리가 낮은 톤의 잡음으로 변해 가는데 이 잡음이 들리지 않는 측정법은 적절하지 않은 것으로 판단된다(제2단계). 대부분은 팔에 혈액이 한 곳에 몰려 머물러 있는 상황에서 생기므로 측정하는 팔을 올리든가 손을 쥐었다 폈다 하는 운동을 몇 차례 반복하면, 들리는 소리와 혈관 잡음이 확실하게 커진다. 이 제2단계는 측정법의 타당성을 판단하는 기준으로 중요하다. 이어서 더 커프압을 내리면 이번에는 잡음이 없어지고 대신 들리는 소리가 다시 점차로 세고 커져 간다(제3단계). 커프압을 더 내리면 이번에는 소리가 약하게 들리면서 음색이 변하는데(muffling, 제4단

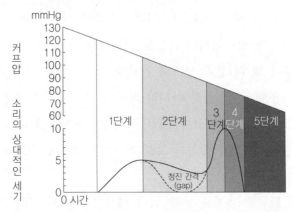

커프압 소리의 상대적인 세기

mmHg
130
120
110
100
90
80
70
60
10
5
0
0 시간

1단계   2단계   3단계 4단계   5단계

청진 간격
(gap)

그림 7-7 커프압의 저하로 생기는 코로트코프음의 변화(제1단계~5단계)
(Geddes, 1970)

계), 여기서부터 음이 갑자기 작아지면서 사라진다.(제5단계)

통상, 음이 사라지는 제5단계를 확장기압으로 하는데 때로는 계속 소리가 나서 0레벨까지 가는 경우도 많다. 따라서 제4단계와 제5단계에 큰 간격이 생길 때는 제4단계를 확장기압으로 한다. 일반적으로 진짜 확장기압은 제4단계와 제5단계 사이에 있다고 한다. 이처럼 K음에는 일련의 연속된 변화가 있으며, 의사는 이들 음을 잘 듣고 구별하면서 혈압을 측정하고 있는 것이다.(그림 7-7)

측정조건

최근에는 사람이 많이 모여 있는 곳에 자동혈압계가 놓여 있으므로 언제 어디에서나 혈압을 측정할 수 있지만, 그런 만큼 또 문제점도 있다. 혈압은 적정온도(22도)의 조용한 환경에서 앉은 자세로 적어도 5분간 안정을 취한 후 측정해야 한다. 가능하면 10분 정도 안정을 취하는 편이 보다 안정된 값을 얻을 수 있다. 측정

중에 다른 사람들이 하는 말을 듣는다거나 말을 걸거나 하면 혈압이 안정되지 못한다. 그밖에 식사, 카페인음료, 흡연 등은 맥을 빠르게 하고 혈압을 높인다. 감기약, 점비약(点鼻藥), 흡입약(吸入藥) 중에는 혈관의 긴장에 영향을 주는 것이 포함되어 있는 경우가 있으므로 혈압치를 판단할 때는 신중을 기해야 한다.

일반적으로는 등받이가 있는 의자에 편하게 앉는다. 처음 잴 때는 양쪽 팔에서 잰다. 병으로 좌우 혈압치에 현저한 차이가 생기는 경우가 있으므로 한쪽에서만 측정하면 어떤 때는 고혈압, 어떤 때는 저혈압으로 잘못 판단하는 경우가 생기기 때문이다. 통상은 좌우의 혈압이 똑같은 것이 아니라 10mmHg정도의 차이가 있다. 한쪽이 높을 때는 다음에는 높은 쪽에서 측정한다. 그러면 혈압은 늘 좌우의 팔에 차이가 있는 것일까? 이 문제에 대한 답은 일정한 경향이 없다는 것이다(Harrison, 1962).

일반적으로 혈압은 앉은 자세에서 위팔을 측정하지만 필요에 따라 자세를 바꾸어 측정하거나 팔 이외의 부분에서 측정할 경우도 있다. 예를 들면 일어서면 혈압이 내려가는 기립성 저혈압일 경우에 일어난 직후부터 1분마다 5분간 측정한다. 그때는 측정하는 사람이 환자의 측정할 팔을 심장 높이로 들어 주어 환자 자신이 팔을 들고 있지 않게 해야 한다. 동맥경화가 다리에 생기면, 간헐성 파행이라고 해서 걷다가 갑자기 장애가 있는 다리가 아파온다. 이럴 때는 위를 보고 누운 자세에서 혈압을 잰다. 팔의 혈압에 비해 다리의 혈압이 낮아지므로 그들 수축기압의 비를 취하여 다리혈압 압 대 위팔혈압이 0.9 미만이면 이상으로 판단한다. 다리의 혈압은, 다리의 복사뼈보다 위쪽에 구혈대를 감고, 발등이나 후경골(後脛

骨)동맥에서 측정한다.

그 밖의 측정 부위

팔에서 뿐 아니라 손목, 손가락, 다리 등에서도 혈압을 측정할 수
있다. 다리에서 혈압을 측정하는 방법은 이미 설명했다. 이것은 일
상의 진찰 중에서 필요에 따라 행해지는 중요한 기술의 하나이다.
그에 비해 손목이나 손가락의 혈압측정은 진단이나 치료상 필요한
것이 아니라 일반 대중에게 혈압측정을 할 때의 편리성 면에서 개
발된 것이다. 이 측정의 타당성에 대해서는 충분한 증빙자료가 없
으므로 얻어진 값의 임상적인 의의는 거의 없다고 할 수 있다.

자동혈압측정법

자동혈압측정은 왜 필요한가

최근 일반 가정에서는 전자 체온계와 비슷할 정도로 자동혈압계
가 널리 보급되어 있다. 의료기관 내에서도 일상적인 혈압측정을
비롯하여 운동 부하시험 등의 검사나 병실, 수술실 등에서의 바이
털 사인(혈압, 심박, 호흡, 체온 등)의 모니터로서도 이용되고 있다.
자동혈압계는 일상의 임상에서 진단과 치료상 불가결한 것 중 하
나이다.

원래 자동혈압계가 고안된 것은 사람이 측정한 것이 의사가 믿
고 있는 것만큼 정확하지 않고, 여러 가지 편차 때문에 측정자는

물론 동일한 측정자라도 편차가 컸기 때문이다. 예를 들면 운동 부하시험 중의 혈압측정에서 기록되는 혈압치의 도수빈도를 분석해 보니 놀랍게도 끝이 0mmHg가 되는 값이 매우 많았다. 본래 혈압치는 2mmHg마다 읽을 수 있게 되어 있으나, 운동 부하시에는 대략 10mmHg의 단위로 측정된 셈이다. 그뿐 아니라 각 의사에 따라서 선호하는 끝자리 수가 있어 일상적인 혈압측정에서도 정확하다고 할 수 없다.

자동혈압측정법은 당연히 이러한 수치의 치우침이 없고 이론적으로 보다 정확한 값을 얻을 수 있는데, 이에 대한 증빙자료도 있다.

어떻게 측정되는가

측정법은 오늘날에는 모두 진동법(오실로메트릭 법)으로 한다. 혈압측정시에 커프압을 내려가면 수은주나 아네로이드 마노미터의 바늘이 맥박에 따라 진동함을 알 수 있다. 일상의 혈압계는 이 진동을 가능한 한 감소시켜 측정한 눈금을 쉽게 읽을 수 있게 한 것이다.

그러나 진동법에서는 역으로 이 진동을 충실하게 증폭 기록하여 진동의 패턴으로 수축기압, 확장기압, 평균혈압을 측정한다. 본래 진동법은 비침습성 측정법(피험자의 몸을 손상시키지 않는 측정법) 중 유일하게 평균 혈압치를 측정할 수 있다는 점에서 임상적으로 자주 사용하게 되었다.

진동의 패턴을 잘 관찰해 보면 진동이 증폭되는 과정에서 진폭이 급속하게 증대되는 점과 진동이 감소하는 과정에서는 역으로 진폭이 급속하게 감소하는 점을 컴퓨터에 의한 미분으로 쉽게 식별할 수 있다. 이 값은 K음법의 값과 일치하는 것이 아니라 단순히 서로 비슷한 성격의 것이며, 이들이 다양한 측정조건의 변화에 따라 더 다양하게 값이 변화될 수 있다. 오늘날 이 진동법은 운동부하시험이나 장시간의 연속된 일상생활에서 혈압을 측정할 때 불가결한 측정법으로 자리매김하고 있다.

동적 혈압측정법

혈압은 통상적으로 안정시 앉은 자세로 측정하지만 일상의 임상에서는 사람이 한창 활동하고 있을 때 혈압을 측정하는 일도 필요에 따라 생기게 된다.

운동 부하시 혈압측정

운동시 혈압측정은 심장병의 진단에 널리 사용된다. 운동시의 혈압은 심박수나 심전도와 마찬가지로 꼭 필요한 중요 정보이다.

운동을 하면 통상 혈압이 일정한 범위에서 상승한다. 고혈압에서는 그 상승폭이 두드러지며, 때로는 위험 수준을 넘는 경우도 있다. 반대로 상승해야 할 혈압이 상승하지 않는다거나 하강하거나 하는 위험한 징후가 생기는 경우가 있다. 운동중의 혈압측정은 K음법으로 하는데, 이 방법은 조금만 연습하면 쉽게 배울 수 있다. 그러나 K음법에 의한 자동측정은 이미 설명했듯이 대부분 불가능하며 오늘날에는 모두 진동법으로 하고 있다. 측정값의 정확

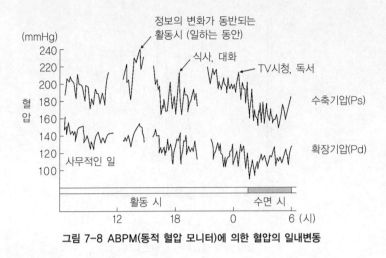

그림 7-8 ABPM(동적 혈압 모니터)에 의한 혈압의 일내변동

성에 대해서는 원래 방법의 성격상 기대할 수 없지만, 재현성(再現性)에 대해서는 문제가 없다.

장시간 혈압측정법

혈압이 변화한다는 점에서 24시간혈압측정 등 장시간 연속해서 혈압을 측정하는 일이 일상의 임상에서 행해지고 있다(그림 7-8). 연구를 목적으로 동맥 내에 직접 바늘을 꽂아 동맥내압을 측정하는 경우도 있었으나 현재는 간접적인 측정법을 많이 사용한다. 혈압은 일내변동이라고 해서 통상 낮에는 혈압이 높으나 수면 중의 혈압은 내려가는 패턴을 보인다.(그림 7-9)

이 경우 연속 측정이라고 해도 낮에는 30분마다, 수면 중에는 60분마다 측정된다. 그외에도 수시로 측정을 하고 싶으면 언제라도 임의의 시간에 측정할 수 있다. 동적혈압이라고 해도 실제측정 중에는 안정을 취하고(반드시 앉을 필요는 없고 측정을 시작하는 시점에

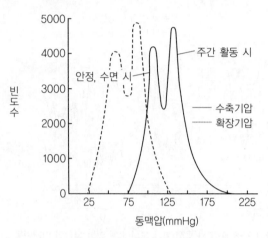

그림 7-9 혈압치의 도수빈도표

가로축은 혈압치, 세로축은 그 혈압치의 빈도이다.
수축기압과 확장기압의 도수빈도는 두 개의 봉우리모양이다. 오른쪽으로 기울어진 봉우리
는 주간 활동시, 왼쪽 봉우리는 주로 야간 수면시에 해당한다.

서 편한 자세를 취한다) 측정하는 팔은 심장 위치로 유지해야 한다.

이 방법으로 일상의 여러 가지 행동에서 생기는 혈압변동을 알수 있고 야간에 혈압이 떨어지지 않는다거나 이른 아침에 비정상적으로 혈압이 상승하는 경우 등을 포착할 수 있다. 특히 야간에 혈압이 내려가지 않는다는 것은 중증도나 예후를 판단할 때 중요하다(77쪽 참조). 기타 일반적인 측정에서는 그 사람을 대표하는 혈압치를 정할 수 없을 경우, 예를 들면 앞서 나온 백의성 고혈압이라든가 혈압변동이 큰 동요성 고혈압일 경우 등에 자주 사용된다. 물론, 강압제에 의한 치료효과를 판정할 때도 유용하므로 응용 범위가 넓다. 이들 혈압측정에는 모두 진동법을 사용한다.

가정에서의 자기혈압측정

대략 30년 전부터 환자들에게 혈압측정을 지도하기 시작했다. 당시 이 일은 획기적인 것으로서 주로 의사 측에서 여러 가지 비판이 있었으나 급속하게 자동혈압계가 보급된 후부터는 가정에서의 혈압측정이 체온이나 체중을 측정하는 것과 비슷한 것으로 당연한 일이 되었다.

이것은 두 가지 의미를 갖는다. 하나는 혈압계를 갖게 됨으로써 혈압에 대한 인식이 높아졌다는 것과 또 하나는 백의성 고혈압의 인식과 진단에 유용하다는 것이다. 진찰을 할 때 의사가 진찰실에서 측정하는 혈압치를 수시 혈압치라고 부른다. 고혈압에서 심장이 비대되는 상황에 대한 혈압을 측정할 때 수시혈압으로는 좋은 상관관계를 얻을 수 없었으나 가정에서의 자기측정치로 보다 높은 상관관계를 얻을 수 있었다.

최근에는 강압제의 유효성을 평가하는 시판 후의 조사에서 가정에서의 자기 측정값이 사용될 정도이다. 반면에 자기측정시에 오히려 혈압이 변동해서 불안이 늘어나 혈압치에 휘둘림을 당하는 좋지 않은 사태도 종종 발생하므로, 자기측정을 할 때는 주치의와 상담하는 것이 바람직하다. 특히 약물요법을 실시할 때는 가정에서의 측정치가 매우 유용한 정보가 된다.

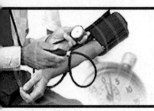

폐쇄순환계의 발견

17~18세기는 과학적 혁명의 시대로 과학사상 큰 전환기이다. 과학
자들은 사물이 왜 생기는가를 묻는 대신에 어떻게 해서 생기는가에
눈을 돌리게 되어 사색에서 실험으로의 전환이 일어났다. 그 결과로
해석은 기계론적이 되었고 과학적이라는 말은 수학적이 되었다. 또한
의학 사상의 새로운 방향으로서 의학사, 원자설, 발생학, 혈액의 순환
분야에 큰 발전이 있었다. 특히, 폐쇄된 순환계 중에서 혈액이 연속해
서 순환되고 있다는 것을 증명한 영국의 윌리엄 하비(William
Harvey)의 업적은 17세기에 있어서 가장 중요한 발견이었다.

하비는 케임브리지에서 교육을 받은 후에 당시 의학의 정점이었
던 이탈리아의 파도바에 가서 베자리우스의 학통을 이어가게 되었
다. 그 후 런던에서 개업하여 명성을 얻어 런던의사회 회원으로 뽑
혔다. 하비는 국왕의 진료를 맡아 오랫동안 일하면서 한편으로는

연구에도 정진했다. 그는 1615년부터 이미 혈액이 순환된다는 것을 굳게 믿고 있었다. 1628년, 그 발견을 의학 및 생물학의 가장 중요한 논문의 하나인 「동물의 심장 및 혈액의 운동에 대한 해부학적 연구」로 발표했다. 하비는 오직 혈액의 기계적인 흐름에 관심을 가졌을 뿐 심장, 간, 뇌 등 다른 장기에서 진행되는 일에 대해서는 흥미가 없었다. 하비는 해부학적인 소견, 생리학적인 관찰 그리고 동물 실험에서 수량적인 데이터를 사용했다. 만약 인간의 심장이 60g의 혈액을 포함하며, 1분간 약 65회 박동하면 그 사이에 약 4리터의 혈액을 내보낸다는 점은 간과했다.

또한 그 자신은 실제로 보지 못했으나, 순환을 완결하기 위해 동맥과 정맥을 연결하는 모세관의 존재를 상상하고 있었다. 이 현미경적인 구조의 발견은 하비의 사후에 마르첼로 말피기(Marcello Malpighi, 1628~1694)에 의해 달성된다. 하비의 연구는 새로운 과학과 분석을 통해 증명되었다. 이것은 그를 갈릴레이, 뉴턴, 보일, 말피기 등의 과학자들과 동일선상에 위치하게 한 것이었다. 하비는 강의록 중에서 심장과 펌프를 대비하고 있는데 이것은 기계론적인 철학을 더 한층 발전시키는 데 도움을 주었다.

그리스 로마 시대를 포함하여 그 이전과 이후에도 혈액의 순환에 대한 연구는 있었다. 그러나 그 원동력인 심장이나 동맥의 내압에 대해서는 아무런 관심도 갖지 않았다는 것은 매우 기이한 일이라고 생각된다. 그 후, 1733년이 되어 영국의 스테판 헤일스가 처음으로 말의 대퇴동맥의 내압을 측정한 것에서 혈압의 역사가 시작되는데, 헤일스의 쾌거에도 불구하고 혈압이 고혈압이라는 질환과 연관된 것은 그 후 150년 이상 지난 뒤부터였다.

혈액의 순환

순환계는 어떻게 구성되어 있을까? 우선 가장 단순한 아메바를 생각해 보자. 아메바는 단세포지만 여러 가지 생명현상이 인간처럼 행해지고 있다. 산소를 받아들여 탄산가스를 내보내고 영양분을 흡수해서 노폐물을 배출하고 있다. 기본적인 것은 어느 것 하

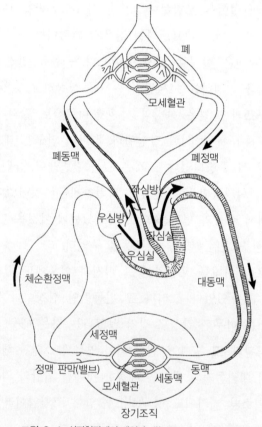

그림 8-1 **심장혈관계의 배열과 기능**(Shepherd 외, 1979)

나도 다르지 않다. 단, 구조가 단순하여 특별한 순환계의 조직 등이 필요 없다. 세포가 하나인 단세포로 모든 것을 하고 있으나 다세포의 생물이 되면 기능이 분화되어 각각 독자적인 역할을 갖게 된다. 그리고 어떤 것은 이들 역할이 원활하게 이루어지도록 기능을 통합하거나 조절하거나 하고 있다. 이 중에서 각각의 장기나 조직으로 산소나 영양분을 보내고, 거기에서 배출되는 탄산가스나 노폐물을 운반하는 것이 순환계의 역할이다. 따라서 고등동물은 특별한 순환계의 구조가 필요해 진다.

순환계를 살펴보자. 전신을 순환해서 온 혈액은 오른쪽 심장(우심방, 우심실)에서 폐로 가며, 폐에서 산소를 흡수하여 왼쪽 심장(좌심방, 좌심실)으로 들어간다. 왼쪽 심장에서는 대동맥, 중소동맥, 세동맥, 모세혈관, 세정맥에서 정맥을 거쳐 다시 오른쪽 심장으로 간다. 정맥계는 매우 큰 용적을 가지고 있으며 순환계를 조절하는 중요한 역할을 담당하고 있다. 이것이 순환계의 기본적인 구조이다.(그림 8-1)

순환계의 구조와 기능

이어서 이 순환계의 조절이 어떻게 이루어지는지 살펴보자. 이미 말했듯이 고등동물에서는 흡입한 산소를 간장, 위장, 췌장 등의 소화기나 신장, 뇌 등의 기타 많은 장기로 보내고, 또 이들로부터 배출되는 탄산가스를 운반해 내는 것이 순환계의 역할이다. 따라

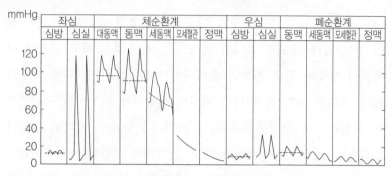

그림 8-2 대순환계의 맥관의 배열과 맥관내압의 변동

전모세혈관저항성 맥관은 세동맥에 해당하며, 이 부위에서 맥관내압은 급격히 저하된다.
(Shepherd외, 1979)

서 순환계에는 끊임없이 혈액이 흐르고 있으며, 흐르는 혈액의 양
은 각각의 조직이나 장기의 수요(활동상황)에 의해 결정된다. 이 순
환계 속에 존재하는 압력이 혈압이며, 그 압력의 차에 의해 혈액
은 순환된다.

순환계의 내압과 혈류의 변화

혈액의 순환은 왼쪽 심장에서 전신으로 나가는 대순환계와 오른
쪽 심장에서 폐로 나가는 소순환계로 구별된다. 심장 및 혈관에도
내압이 존재하므로, 혈압이라고 할 때는 이들 모두를 포함하게 된
다. 혈액의 순환은 이들 두 순환계에서 따로따로 연동적으로 행해
지며, 이것은 심장이나 혈관내압의 차에 의해 생긴다.(그림 8-2)

우선, 좌심실 내에서는 1분간 60~70회의 빈도로 5~20mmHg정
도 압의 변동을 반복하는데 이것이 대동맥으로 들어가면
80~120mmHg의 압의 변동으로 변환된다. 그래서 조금 더 말초
쪽으로, 즉 흉부대동맥이나 복부대동맥 그리고 대퇴동맥에서 족배

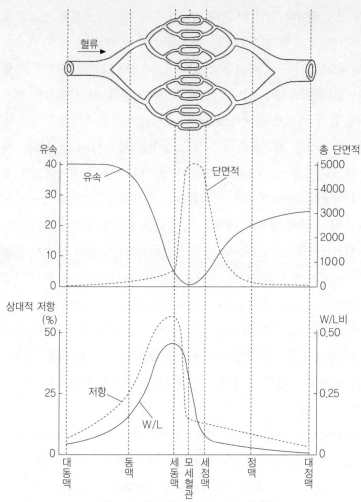

그림 8-3 맥관 관계의 구조와 기능의 관련성

벽의 두께:안지름(W:L) 비와 저항은 전모세관 영역에서 최고가 되며, 맥관 단면적은 모세관 영역에서 최대, 그리고 혈류의 유속은 최저가 된다.(Shepherd외, 1979)

동맥으로 감에 따라 확장기압은 조금 내려가지만, 수축기압의 정점이 조금 높아진다. 이것을 피킹(peaking)현상이라고 한다. 말초로 갈수록 수축기압이 상승하는데 더 가는 세동맥에서는 혈압이 내려가고 모세관이나 정맥계에서는 더 압이 내려가서 오른쪽 심장으로 들어간다. 오른쪽 심장에서는 심실에서 압이 조금 높아진 다음에 폐동맥으로 가고 폐의 세동맥, 모세관, 폐동맥 그리고 좌심방을 향해서 압이 내려간다. 이렇게 순환계 내에서는 압의 기울기가 생기며 이 압의 차이로 혈액이 흐르게 된다.

이상은 심장 혈관계를 종적으로 살펴본 경우이다. 실제로는 몇몇 장기의 순환이 가로로 배열되어 있으며, 이들이 전체적으로 고도의 작용에 의해 장기마다 원활하게 순환될 수 있도록 조절되고 있다. 이 순환계 전체의 배열을 보면 단면적은 모세관이 있는 곳에서 현저하게 크고 넓다. 즉, 가지가 갈라져 나와 계속 겹쳐져 있는 것은 단면적이 늘어난다는 것이므로 신진대사의 장을 넓혀 혈류량이 많아지게 되고 혈류속도가 저하되는 것이다. 바꾸어 말하면 여기서 생기는 물질의 교환을 보다 원활하게 하고 있는 것이 된다. 그림 8-3에서 알 수 있듯이 단면적이 좁은 곳을 흐를 때는 혈류속도가 빠르지만 넓은 곳에서는 느려진다. 이 관계는 강물의 흐름과 같다.

이러한 압과 혈류와의 관계를 나타낸 것이 포아제이유(Poiseille)의 법칙이다. 유체에 대한 저항(R)은 관의 길이(L)와 유체의 점도(η)에 비례하며, 안지름(r)의 4제곱에 반비례한다. 따라서 유량(F)은 옴의 법칙에 따라 관의 양 끝에서의 압 기울기(P1-P2)에 비례하며 저항에 반비례하므로 결국은 관의 안지름에 비례하고 관의 길이와 유체의 점도에 반비례하게 된다.

혈류에 대한 저항의 상태는 생체에서는 보다 역동적으로 변하며, 혈관의 안지름(L)과 혈관의 벽두께(W)의 동적인 관계에 의해 변해간다. 이 W:L(벽두께 대 안지름) 비는 대동맥에서 말초의 세동맥으로 감에 따라 커진다. 이것은 내강이 좁아짐에 따라 W:L 비가 커짐을 의미하며 상대적으로 벽이 두꺼워짐을 말하고 있다.

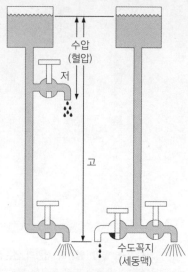

세동맥에서 정점에 달한 W:L 비는 모세관계에서 정맥계에 걸쳐 다시 저하되어 간다. 그에 따라 단면적은 감소해서 혈류속도가 빨라진다. 따라서 같은 정도의 혈관평활근의 긴

그림 8-4 혈압, 혈류 그리고 저항의 관계
압차가 크고 저항이 가장 적을 때에 유량이 최대가 된다.(Shepherd외, 1979)

장에 의한 수축에서도 평활근이 많은 세동맥 영역에서는 W:L 비가 현저하게 커지고 저항도 그만큼 는다. 이것이 세동맥을 저항성혈관이라고 부르는 이유이다. 이에 대해 W:L 비가 낮은 정맥계는 용량성혈관이라고 하며 혈액을 저장하는 기능이 있고, 이들 작용에 의해 순환계의 혈류가 정교하게 조절되고 있는 것이다.

순환계 내의 혈류배분의 조절

이상의 관계를 그림으로 나타내면(그림 8-4), 물탱크의 물은 수도꼭지에서 흘러나오는데, 물탱크에서 가까운 곳의 수도꼭지를 열어도 그 동안의 압의 차가 작으므로 물이 잘 나오지 않는다. 따라서 혈류량을 결정하는 하나의 요인에 압의 기울기를 들고 있는 것이

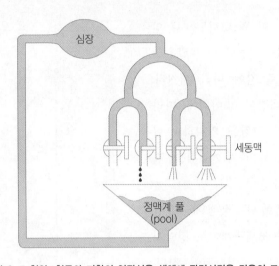

그림 8-5 혈압, 혈류와 저항의 연관성을 생체에 관련시켰을 경우의 모형도

세동맥은 생체의 행동에 따라 필요한 부분의 혈류가 많아지고 그 이외의 수요가 적은 곳에서는 감소하도록 조절된다.(Shepherd외, 1979)

다. 같은 압력의 차이도 수도꼭지가 조금밖에 열려 있지 않은 저항이 높은 상태에서는 최대로 수도꼭지가 열려 있는 저항이 작은 상태에 비하면 물이 잘 나오지 않는다고 할 수 있다.

이렇게 혈류량을 결정하는 것은 압의 기울기의 크기와 저항의 상태이다. 이 모형도를 생체에 비유하면(그림 8-5), 물탱크는 정맥계에 해당한다. 여기서부터 심장으로 돌아온 혈액은 각각의 장기와 조직으로 보내진다. 그때 어떤 곳은 수도꼭지가 완전히 열려 있고 어떤 곳은 수도꼭지가 완전히 닫혀 있듯이 혈액의 순환은 각각의 장기의 수요(활동상황)에 따라 혈류량이 조절되고 있다. 결국, 혈류량은 식사를 하거나 자거나 그밖에 여러 가지 생활 속에서의 행동에 따라 조절되게 된다.

이것을 생체에 연관시키면 그림 8-6에서와 같은 폐쇄순환의 모

형도가 된다. 이 그림에서
중요한 것은 신체의 크기
에 따라 조금 차이는 있지
만, 순환하고 있는 혈류량
을 대략 5~6리터 정도라고
할 때 이것이 세로의 순환
구조 속에서 균등하게 분
포되어 있는 것이 아니라
어딘가에 치우쳐 존재한다
는 데 큰 의미가 있다.

이 그림에서 확실히 알
수 있듯이 순환혈액량의
70%는 혈액의 저장고인

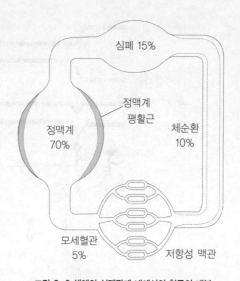

그림 8-6 생체의 심맥관계 내에서의 혈류의 배분
정맥계 내에 70%의 혈액이 저장되어 있으며,
생체의 수요에 따라 필요한 곳으로 혈액이 배분
된다.(Shepherd외, 1979)

정맥계에 존재하며, 여기에 축적된 혈액이 여러 가지 행동을 할 때
수요에 따라 방출된다. 즉, 그만큼 여유를 가지고 여러 가지 행동
에 적합한 순환 조절을 하고 있는 것이다. 혈액은 정맥계에 70%,
심폐에 15%, 동맥계(체순환)에는 겨우 전체의 10%에 해당하는 혈
액밖에 존재하지 않는다. 나머지 5%는 실제로 대사에 관여하는 모
세관 속에 있다. 혈압에 관한 여러 가지 현상을 이해하는 데 있어
서 이것은 매우 중요하다. 예를 들면 기립성 저혈압에서는 이 정맥
풀(pool) 벽의 긴장이 낮으므로 일어나게 되면 이 부분에 혈액 저
장량이 늘어나므로 심장이나 정맥계 내의 혈액량이 줄어든다. 특
히 인체 중에서 가장 높은 곳에 위치한 뇌로 혈액을 계속 흘려보
내는 일이 현저하게 저하되어 뇌빈혈을 일으키게 된다.(그림 8-7)

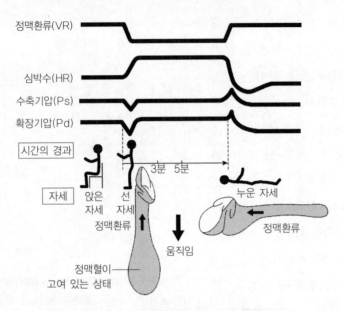

정맥환류(VR)

심박수(HR)

수축기압(Ps)

확장기압(Pd)

시간의 경과

3분 5분

자세 | 앉은 자세 | 선 자세 | 누운 자세

정맥환류

정맥환류

움직임

정맥혈이
고여 있는 상태

그림 8-7 기립에 의한 혈압과 심박수의 변화

선 자세에서는 정맥 풀(pool)에 혈액이 저장되므로, 심장으로 들어가는 혈액량(정맥환류)이 줄어든다. 이에 따라 심장에서 1회에 구출(驅出)하는 혈액량이 감소하여, 일시적으로 혈압이 저하된다. 그러나 반사에 의해 대상(代償)적으로 심박수가 증가하여, 전체적인 구출량(驅出量)이 유지되므로, 그것에 의해 혈압의 저하를 막는다. 누워 있으면, 정맥에서 환류가 많아지므로 심장에서 구출되는 혈액량이 늘어나, 혈압은 일시적으로 높아지지만 반사에 의해 심박수가 느려져 혈압이 원래대로 돌아간다. 병으로 안정적으로 누워 있는 자세를 계속 취하고 있거나 우주공간에서의 생활이 길어지면 일어날 때의 반사가 저하되어 기립에 의한 혈압 저하가 커진다. 그래서 이 기립성 저혈압 때문에 뇌빈혈을 일으켜 실신하는 경우가 생긴다.

그런데 동맥의 내압, 즉 혈압(P)은 옴의 법칙에 의해 다음과 같이 표현된다.

혈압(P) = 심박출량(CO) × 저항(R)

혈류량은 통상적으로 심박출량으로 나타내며 이것은 1분간에 심장이 말초로 보낼 수 있는 양으로, 1회에 심장에서 나오는 혈액량 (1회 박출량:SV)과 심박수(HR)를 곱한 것이다. 따라서 다음과 같이 나타낼 수 있다.

$$P = SV \times HR \times R$$

실제의 생체에서는 이들 인자가 여러 가지 활동상황에 따라 역동적으로 변하므로 여러 가지 조절기구가 필요해 진다. 이 중에서 가장 잘 알려져 있는 것은 ①국소 대사에 의존된 반응, ②동맥 내압의 변동을 감지하는 기구, ③동맥 내의 화학적 조성의 변화를 감지하는 기구이다.

뒤의 두 가지 신경성 작용에는, 예를 들면 동맥 내압이 높아지면 그것을 내리고 또 낮아지면 올리는 조압반사와 동맥 내의 대사산물이 늘어나면 그것을 배출하도록 작동하는 화학반사가 있다.

이렇게 압수용체(壓受容體)는 혈압의 상태를 감지하고, 화학수용체는 pH나 산소장력(pO_2), 또는 탄소가스장력(pCO_2)를 감지하는데, 압수용체 반사에서는 동맥내압이 올라가면 동맥내의 압수용체를 매개로 연수(延髓)의 순환중추 기능이 억제되므로 그에 의해 맥이 느려진다. 또, 세동맥의 긴장이 풀려 혈압이 떨어진다. 화학수용체 반사에서는 혈액이 산성화되면 중추신경계를 매개로 혈압이 상승하고 혈액순환이 좋아지며 호흡에서도 pH나 pO_2가 내려간다. pCO_2가 높아지면 환기가 활발하게 이루어져 폐를 흐르는 혈액의 산소화가 촉진된다.

혈관계의 구조와 기능

혈압을 잘 이해하려면 혈관계의 구조와 기능을 알아야 한다(그림 8-8). 우선, 대동맥에서는 벽의 두께(W)와 안지름(L)의 관계가 대략 1 대 5~7로서 안지름에 비해 벽이 상대적으로 얇다. 통상적으로 골격근으로 나가는 동맥에서는 이 W:L 비가 1 대 5 정도가 된다. 일반적으로 W:L 비가 낮은 대동맥에서는 확장되는 일은 있지만 적극적으로 수축하는 일은 없다. 이에 대해 W:L 비가 큰 근

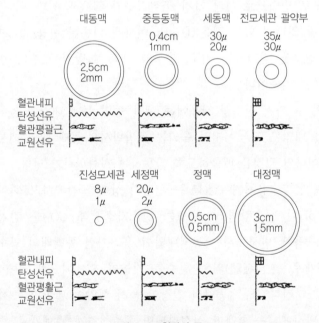

그림 8-8 혈관의 구조

혈관계의 구조를 혈관 내강(윗쪽에 있는 수치)과 혈관벽의 두께(아래에 있는 수치) 및 혈관벽을 구성하는 혈관내피, 탄성선유, 평활근, 교원선유의 상태로 표시하고 있다. 탄성선유는 고무줄처럼 늘어나거나 줄거나 하는데, 교원선유는 딱딱해서 신축성이 없다. 동맥계에서는 좁아짐에 따라 상대적으로 혈관벽이 두꺼워지므로, 선유성분이 감소하고 평활근 성분이 늘어난다. 대동맥이 탄력성이 풍부한 탄성혈관인 것에 비해, 세동맥은 내강에 대해 벽이 두껍고 평활근의 긴장정도에 의해 혈관 내강이 변하고, 혈류에 대한 저항이 바뀌므로, 저항성 혈관이라고 부른다.(Burton, 1962)

육이 많은 동맥은 적극적으로 수축하여 W:L 비가 1 대 3 정도로 증가한다. 따라서 혈관벽의 평활근이 수축할 때 탄성계의 대동맥에서는 이 비가 거의 변하지 않지만 근육계의 혈관(세동맥)에서는 이 비가 현저하게 커진다. 이것을 구조와 기능 면에서 좀더 살펴보자.

대동맥은 고무처럼 신축성이 큰 탄성선유와 별로 늘어나거나 줄거나 하지 않는 교원선유로 되어 있다. 고무관 바깥쪽을 천으로 둘러싼 호스와 같은 구조라고 생각하면 된다. 각 구성요소의 양에 의해 매우 잘 늘어나거나 늘어나지 않거나 한다. 세동맥은 대부분이 신축하는 평활근으로 되어 있으므로 자극이 주어지면 내강이 매우 좁아져 W:L 비가 1 대 1 정도로 극단적으로 커질 수 있다.

모세혈관은 산소와 탄소가스의 교환 또는 그밖의 영양물과 노폐물의 교환이 이루어지는 곳이다. 얇은 내피세포와 그것을 감싸고 있는 기저막(基底膜)으로만 되어 있으므로 안지름이 변하는 일은 없다. 그 끝의 세동맥에는 평활근이 많고 교감신경이 긴밀하게 지배하고 있으므로 현저하게 수축한다. 중등도의 정맥에도 조밀한 신경지배가 이루어지고 있으며 이 부분은 혈액저류조로서 중요한 기능을 한다. 상대정맥이나 하대정맥은 우심방으로의 도관과 같은 것으로 단순한 통로이다. 혈행동태적(血行動態的)으로 의미 있는 역할은 하지 않는다.

모세관에서의 순환

그림 8-9는 모세혈관에서의 물질교환의 상태를 보여주고 있다. 세동맥에서 세정맥으로 흐를 때 양쪽 사이의 압의 기울기가 관여

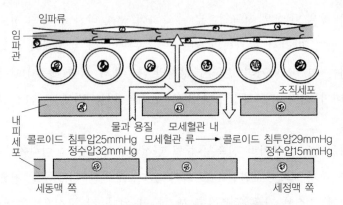

임파류

임파관

내피세포

물과 용질   모세혈관 내
콜로이드 침투압25mmHg 모세혈관 류 → 콜로이드 침투압29mmHg
정수압32mmHg   정수압15mmHg

조직세포

세동맥 쪽   세정맥 쪽

그림 8-9   세동맥관 영역에서의 물질교환 기서

모세혈관에서의 물질교환은 혈관내압과 조직의 침투압의 관계로 나타낸다. 정수압이란 모세관 내압을 말한다. 동맥에서 흘러 들어오는 혈액에서는 정수압과 침투압의 차에 의해 조직 내로 물과 그에 녹아 있는 여러 가지 물질이 이동한다. 정맥에서는 역으로 압의 차에 의해 물과 노폐물이 모세관 내로 이동한다.

한다. 세동맥의 내압은 32mmHg 정도이고, 세정맥은 15mmHg 정도이므로, 그 압차는 17mmHg 정도이다. 한편, 모세관 내외에서의 유체의 움직임은 혈관내의 수력학(水力學)적인 압과 침투압의 차에 의해 결정된다. 세동맥의 침투압은 25mmHg이므로 7mmHg의 압차가 있어서 단백질을 제외한 다른 용질이 수분과 함께 모세관 밖으로 이동한다. 세정맥 쪽의 모세관 내에서는 수력학적인 압이 대략 15mmHg이고 이에 대해 수분이 모세관으로 이동한 모세관 내액(毛細管內液)의 콜로이드 침투압은 29mmHg로 높아져 있으므로 대략 14mmHg의 압차에 의해 액체는 모세관내로 되돌아온다.

평상시에는 이 수력학적인 압과 콜로이드 침투압의 관계가 일정하게 잘 유지되지만, 여러 가지 상황에 의해 변화될 수 있다. 예를 들면 일어설 때 세정맥 내압이 상승하면, 수분은 간질(間質)로 필요없이 가게 되므로 부종이 생기기 쉽다. 운동을 할 때 근육의 대사가 높아지면 세동맥의 긴장이 떨어져 확장되며 모세관내의 수력학적인 압은 상승하므로 수요에 따라 혈관 밖으로의 이동이 생길 수 있다.

정맥계의 기능

정맥계는 두 발로 서서 다니는 인간에게는 네 발 달린 동물과 달리 매우 특수한 상태에 있다고 할 수 있다. 개나 고양이 등의 네 발 달린 동물에서는 정맥계의 대부분이 심장보다 위쪽에 위치해 있으므로 정맥에서 심장으로의 혈액이 되돌아가는 일, 즉 정맥환류가 양호해서 현기증이 일어나는 일이 없다.

많은 사람들에게 현기증이 생기는 것은 정맥계가 심장보다 아래쪽에 위치해 있어서 일어설 때 정맥계에 혈액이 고여 정맥으로의 귀류(歸流)가 저하되기 때문이다. 일어서면, 심장보다 아래에 있는 정맥계에서는 중력에 의해 위치만큼 압이 높아진다. 반대로 심장보다 위에 있는 정맥계에서는 그에 해당하는 만큼 압이 저하된다. 따라서 같은 정맥이라도 일어서 있을 때 다리의 정맥압은 90mmHg 정도가 되며, 이러한 정맥압의 상승이 모세관에서 수분이 빠져나오기 쉽게 하기 때문에 저녁이 되면 다리가 붓는 현상이 생기는 것이다.

대동맥과 그에 연결된 중·소동맥이 제2의 심장 기능을 한다는 것은 앞서 말했다.

근육펌프의 작용은 제3의 심장이라고 하며 중요한 역할을 담당하고 있다. 즉, 일어섰을 때 정맥에는 밸브가 있으므로 혈액은 역류하지 않는다. 게다가 운동이 시작되면 근육의 수축에 의해 정맥이 주위에서 압박되므로 혈액은 심장을 향해 가게 된다. 이것이 근육의 잡아당김에 의한 펌프작용이며 부은 다리가 조금 걸어 다니다 보면 낫는 것은 이러한 작용에 의해서이다.

이코노미클래스 증후군이라는 말로 알려져 있듯이 장시간 비행기로 여행할 때는 다리 정맥계에 혈액의 울체(鬱滯)가 생겨서 거기서 응결된 혈액이 폐동맥을 막히게 해서 혈전성 색전증을 일으키면 치명적인 사태가 발생한다. 이것을 예방하려면 비행기내에서도 자주 돌아다녀야 하며 수분을 충분히 섭취하고 과도한 음주에 의한 탈수를 피해야 한다.

순환계의 조절에서 정맥계의 기능에 대해 좀더 자세히 살펴보자. 혈압의 조절에서 세동맥의 긴장이 중요한 역할을 하고 있다는 것은 잘 알려져 있는 반면 이와 비슷한 정도로 중요한 정맥계의 역할에 대해서는 별로 알려져 있지 않다. 그런 의미에서 앞서 말한 근육펌프기능과 함께 정맥환류에 큰 영향을 주는 복부정맥의 기능에 대해서도 이해해 두어야 한다. 대부분의 본태성 저혈압인 사람들은 정맥의 긴장이 불량하기 때문에 정맥혈의 저류를 일으키므로 기립성 현기증이 생기게 된다. 따라서 복대를 하면 기계적으로 이 정맥 탱크를 외부에서 압박해서 고여 있는 혈액을 심장으로 돌려보내게 된다.

또 이 부위는 교감신경이 많이 지배하고 있으므로 기립시의 반사성을 조절하는 데도 중요한 역할을 담당한다. 기립에 의해 혈액이 근육내 정맥이나 내장의 정맥에 대량으로 들어가게 되면 정맥환류가 감소한다. 그 결과 심장에서 나오는 혈액량이 줄어 혈압은 내려가지만, 이때 조압(調壓)반사에 의해 내장정맥이 긴장하고 일부는 기립에 의한 허리 아래 근육의 긴장으로 근육내 정맥이 압박되며, 또 근 펌프의 효과로 정맥환류가 늘어나므로 심박출량을 유지할 수 있다. 그밖에 피부의 정맥은 일시적으로 치솟는 감정의 변화나 운동시의 체온조절에 중요한 역할을 한다.

혈압을 표시하는 방법

압 기울기의 변화

208쪽의 그림 8-2에 나타난 압 기울기는 혈관계의 종(縱)배열을 통해 좌심실내압에서 모세혈관에 이르는 동안 저하되어 간다. 혈압이란 이 관 속의 측압(側壓)과 흐름에 의해 생기는 운동 에너지와 위치 에너지의 총합으로 표시되는 현상이다. 그러나 실제로는 측압이 혈압으로 측정되고 있다. 관 속에 바늘을 직접 꽂아 잴 때는 바늘의 방향에 따라 그 압이 달라진다. 바늘구멍의 방향이 흐름의 반대로 열려 있을 때는 운동 에너지가 가해지므로 그 분만큼 낮아진다. 이것이 운동 에너지에 의한 압의 차이이다. 실제로는 안정시 혈압에서 운동에너지가 차지하는 비율이 전체 압의 몇 %에 불과하므로 대부분 무시해도 좋다.

이 그림에서 세동맥에 주목해 보면 여기서 갑자기 압이 내려간다. 이것은 협착된 부분에서 유속이 빨라져 운동에너지가 매우 커지므로 그 분만큼 측압이 저하되기 때문이다(Bernouill의 정의). 또 관이 확장된 곳에서 유속이 느려지고 내압이 올라간다.

이것은 모세관 영역에 해당된다. 혈관단면적이 넓어져 흐름이 느리고 측압이 높아지는 곳에서는 물질교환이 유리해 진다. 만약 세동맥이 확장되면 세동맥이나 모세관 영역에서의 혈압은 상승하고 전체적인 압의 기울기는 완만해 진다. 이에 대해 세동맥 영역에서 저항이 높아지면 가파른 압 기울기가 되므로 큰 압의 낙차를 보인다.

혈압은 어떻게 표시하는가

이미 설명했듯이 모든 혈관의 내압을 혈압이라고 부르지만 고혈압을 문제삼을 때 혈압이라고 하면 동맥의 내압을 의미한다. 이하

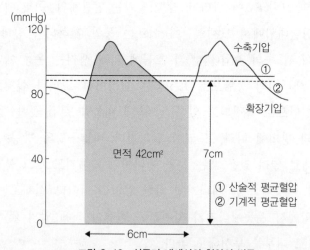

그림 8-10 심주기 내에서의 혈압의 변동

좌심실에서 혈액이 동맥계로 내보내지면 동맥내압은 점점 상승해서 최고에 달하고, 좌심실의 확장기에는 동맥내압이 점점 내려간다. 최고압을 최고혈압 그리고 최저로 내려간 수축기 직전의 값을 최저혈압이라고 부르는데, 일반적으로는 전자를 수축기압, 후자를 확장기압으로 하고 있다. 한 심주기의 압의 변동을 적분해서 면적을 구하고, 이것을 시간으로 뺀 값이 기계적 평균혈압이다. 그림은 가상치인데, 플래니미터(면적계)로 면적을 측정해서, 그것이 42였다고 하고, 시간의 경과가 만약 6이었다면 압의 높이는 7이 되므로, 이것을 세로축의 눈금으로 환산하면 평균 혈압치가 mmHg로 표시된다.

혈압은 동맥내압을 가리키는 것으로 하겠다.

혈관의 내압인 혈압은 일정한 압(정상압)이 아니라 심장의 박동에 따라 변화하는 박동압이다(그림 8-10). 이 내압이 변동하는 패턴 중에서 좌심실 수축기에 생기는 최대의 압이 최고압(최고혈압)인데 일반적으로 이 값을 수축기압(Ps)이라고 부른다. 그러나 엄밀하게 말하면 좌심실의 수축이 시작되면 동맥내압이 점점 상승해서 최고에 달한 후 좌심실의 수축이 끝나기까지 점점 내려가므로 이 수축기 전체를 통한 압 변동 모두가 수축기압이지만 습관적으로 최고 값만을 수축기압이라고 부른다.

좌심실의 확장기에는 동맥내압이 점점 내려가서 다음 수축이 시작되기 직전에 최저치(최저 혈압)에 달하는데 이 값을 습관적으로 확장기압(Pd)이라고 한다. 그러나 마찬가지로 엄밀하게 말한다면 확장기 전체의 압 변동이 진정한 의미에서의 확장기압이라고 할 수 있다. 이 밖에 좌심실의 수축과 확장을 심내(心內)현상의 한 심주기(心週期)라고 한다면 이 사이의 압 변동을 적분한 값을 평균 혈압(Pm)이라고 한다. 이 이론적인 평균혈압에 대해 다음 식으로 구한 값을 산술적 평균혈압이라고 하며 진짜 값의 근사치로서 임상적으로 사용되고 있다.

$$Pm = Pd + (Ps - Pd) \div 3$$

Ps-Pd를 맥압이라고 하는데 수축기압과 확장기압의 차이지만 이 값은 고혈압의 예후를 나타내는 지표로서 중시된다. 값이 클수록 예후가 좋지 않은 것이다.

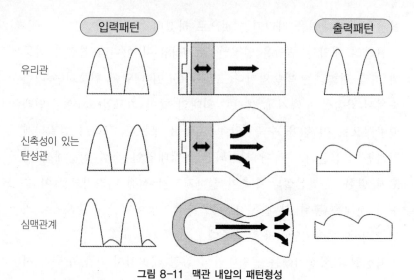

유리관

신축성이 있는
탄성관

심맥관계

그림 8-11   맥관 내압의 패턴형성

대동맥의 펌프기능

심장에서는 좌심실이 수축할 때마다 혈액은 대동맥으로 내보내
진다. 만약 혈관이 유리관처럼 딱딱하다면 관내의 압은 파스칼의
법칙에 따라서 가해진 압과 같은 박동압을 나타내며, 중간중간 끊
기는 압의 변동이 된다(그림 8-11, 상단). 이것으로는 연속해서 장기
의 순환을 유지할 수 없다.

실제의 생체 내에서는 대동맥이 고무줄처럼 늘었다 줄었다 한
다. 좌심실에서 내보내진 혈액의 일부는 확장된 대동맥 안으로 들
어가고 좌심실의 확장기에 대동맥은 원래의 용적으로 돌아갈 때
저장한 혈액을 말초동맥으로 내보낸다. 이러한 작용에 의해 혈류
의 연속성이 유지되고 있는 것이다. 좌심실의 수축시 간헐적으로
생기는 중간중간 끊기는 혈류를 연속된 혈류로 바꾸는 일을 대동
맥의 펌프기능이라고 한다. 따라서 대동맥은 단순한 도관(導管)이

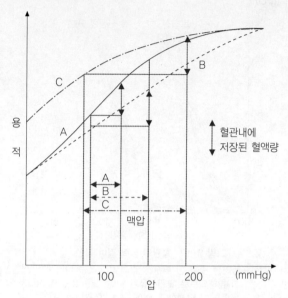

혈관내에
저장된 혈액량

그림 8-12 대동맥 계의 내압과 용적의 관계(용적 내압도)
A:정상, B:혈관벽의 긴장항진, C:혈관벽의 신축성의 저하(본문 설명 참조)

아니라 단속류(斷續流)를 연속류(連續流)로 바꾸는 중요한 역할을
하고 있는데 이 기능은 나이를 먹거나 동맥경화 등으로 인해 장애
가 생긴다.

혈관의 신축성은 탄성으로 표시되는데 동맥계의 구조를 좀더 상
세하게 살펴보자. 대동맥에서는 탄성선유와 교원선유가 주체로 근
육은 조금밖에 없다. 이러한 혈관에 혈액이 들어가면 탄성선유의 코
일이 당겨져 늘어나는데 이 신축성을 제한하는 것이 교원선유이다.

이때의 혈관내압과 용적의 관계를 조사한 것이 압 용적곡선이
다. 정상일 경우에는 확장기압이 80mmHg이고, 일정량의 혈액이
혈관내로 압출(壓出)되면 수축기압은 12mmHg으로 상승한다(그림
8-12). 혈관벽이 긴장하면 같은 용적의 변동이라도 내압의 변화는

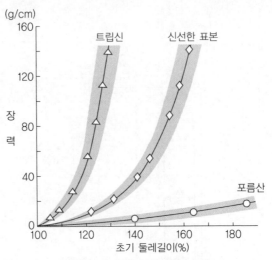

그림 8-13 혈관의 장력 길이 곡선

실선은 평균치, 실선을 둘러싼 빗금 친 부분은 값의 변동폭을 나타낸다. 혈관편을 트립신으로 처리하면 탄성선유가 분해되므로 교원선유가 남아, 혈관이 잘 늘어나지 않게 되므로, 잡아당기면(횡축) 큰 장력(종축)이 발생한다. 이에 대해, 혈관편을 포름산으로 처리하면 교원선유가 없어지고, 탄성선유가 남으므로 혈관은 늘어나기 쉽게 되어, 잡아 당겨도(횡축) 장력의 발생(횡축)은 적어진다.(Burton, 1963)

보다 커진다(B).

그런데 나이를 먹어 탄성선유가 변성되어 늘어나 버리면 교원선유가 늘어난 상태가 되어 혈관이 팽창하면서 동시에 늘어나기 때문에, 폭이 넓어져 사행(蛇行)하게 된다. 이 상황에서는 확장기 종말의 압은 저하되지만 수축기에 혈액이 들어오면 내압의 상승이 현저하게 커진다. 이러한 동맥경화에서는 수축기압이 높고 확장기압이 낮으며 맥압이 커지게 되는 수축기성 고혈압이 된다(C).

종래, 대동맥에서 소동맥에 이르는 혈관계는 제2의 심장이라고 했다. 좌심실에서 나온 혈액은 일단 이 계로 들어가 심장이 쉬는 상태가 되는 확장기에 늘어난 동맥이 원래대로 돌아가는 반동에 의해 혈액이 말초로 보내진다. 이 기능은 혈관벽에 생기는 동맥경

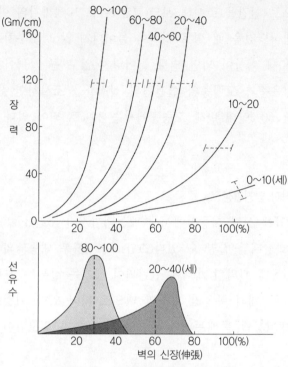

그림 8-14 사람 혈관의 장력 · 길이 곡선

화성 변화에 의해 떨어진다. 버턴(Burton)을 중심으로 한 사람들의 설명에 의하면, 혈관편(血管片)에 대해 길이와 장력과의 관계에서 (그림 8-13) 정상 혈관에서는 길이가 늘어남에 따라 발생하는 장력도 늘어나지만, 이 혈관편에 포름산(formic acid)을 가하여 교원선유를 제거하면, 혈관편의 중요 구성성분인 탄성선유만 남게 되므로 신축시 장력의 발생이 매우 작아져서 고무처럼 늘어난다.

이에 대해 혈관편을 트립신으로 처리하면, 이번에는 탄성선유가 없어져 교원선유가 남게 되므로 혈관편은 별로 늘어나지 않고 큰 장력이 발생한다. 이것이 노인성 혈관의 특징이다. 다양한 연령층을 대상으로 혈관을 조사해 보면(그림 8-14), 10세까지의 아이들에게서는 잡아당겼을 때 별로 장력이 늘어나지 않고 고무처럼 늘어나지만, 60세 이상이 되면 별로 늘어나지 않고 큰 장력이 발생한다. 또, 젊은층과 고령층의 혈관편의 신장률을 조사하면 젊은층에서는 평균 60%인데 반해 고령층에서는 30%로 되어 있다.(그림 8-14, 아래)

피킹현상과 댐핑현상

동맥내압을 상행 대동맥에서 족배동맥까지의 구간을 비교해 보면 그 변화상태를 잘알 수 있다(그림 8-15). 흉부 대동맥의 맥파의 패턴은 대동맥 판막의 개폐에 관련되어 생기는 절흔부(잘린자국)로 나뉘어진 두 개의 봉우리 형태의 맥으로 되어 있다. 이것이 복부 대동맥, 대퇴동맥, 족배동맥과 말초로 감에 따라 최고압이 높아져

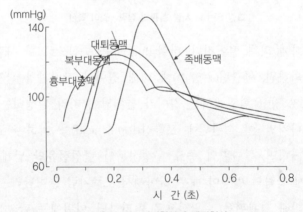

그림 8-15 피킹현상과 댐핑현상

동맥계는 심장에서 말초 쪽으로 갈수록 맥관(脈管)내압이 높아져 가는데, 이 현상을 피킹이라고 한다. 이에 따라 말초 쪽의 압파(壓波)형태는 점차로 둔화되는데, 이것을 댐핑현상이라고 한다.

서 절흔부는 점차로 불분명해 진다. 이 최고압의 상승은 말초혈관에서 반사되어오는 맥파와 서로 겹쳐져 생긴다고 하며 이것을 피킹(peaking)현상이라고 한다.

또 맥파의 패턴이 점차로 둥그스름하게 되면서 절흔부가 불명료해 지는 것을 댐핑(damping)현상이라고 한다. 이 맥파를 전달하려면 시간이 필요하므로 그림에서와 같이 말초로 갈수록 맥파가 올라가는 시간은 늦어진다. 이 맥파가 전달되는 속도가 맥파속도로 대동맥에서 4m/초, 비교적 큰 동맥에서 8m/초, 작은 동맥에서 16m/초로 혈류속도의 대략 15~100배이다. 또 동맥벽의 경화에 의해 맥파의 전달속도가 빨라진다고 알려져 있다. 최근에는 그 진단을 위해서 일반 진찰시에 팔과 다리의 혈압비교와 동맥맥파의 전달속도를 간편하게 재는 검사를 하고 있다. 이렇게 맥파의 전달속도는 동맥의 경도(硬度)를 나타내는 유용한 지표가 되고 있다. 앞으로 동맥의 경도를 바꿀 수 있는 치료법이 개발되면 치료효과의 평가지표로서도 널리 이용될 가능성이 있다.

행동과 순환계의 조절

이상에서 설명한 순환계의 구조와 기능 그리고 이들을 조절하는 기구를 이해한 다음 일상의 여러 가지 행동과 관련된 혈압조절에 대해 알아보자.

혈압의 일내 변동

예전에는 기초체온이나 기초대사를 재는 상태의 혈압이 가장 낮고 안정적이라는 이유로 이것을 '기초혈압'이라고 불렀다. 일상생활에서의 혈압은 이것을 웃돌며 높아지는데 이것을 '수시혈압'이라고 한다. 그런데 이러한 기초혈압치를 얻기란 매우 어렵다. 특히 고혈압 환자들에게는 이른 아침 눈을 떴을 때의 혈압이 매우 높은 경우가 종종 있으므로 단순하게 이른 아침 눈을 떴을 때 혈압을 기초혈압으로 하는 데는 문제가 많아서 현재에는 이런 생각은 하지 않게 되었다.

최근에는 동적으로 변화되는 혈압을 어떻게 잴 것인가에 대한 연구가 진행되어 여러 가지 방법이 나왔다. 하나는 자동혈압측정법이다. 동맥내압이라면 직접법으로 연속해서 잴 수도 있고, 간접법이라면 임의의 시간 간격을 두고 간헐적으로 측정한다. 이 방법에서는 모든 일상의 행동에 관련해서 변화하는 혈압의 상태를 알 수 있다는 것외에 진찰을 받든가 의사가 측정하는 상황에서 혈압이 이상하게 높아지는 소위 백의성 고혈압을 진단할 수 있는데다가 수면 중의 혈압상태를 파악할 수 있으므로 임상적으로 매우 유용하다. 단, 직접법은 출혈 등의 위험이 있으므로 주로 연구를 목적으로 실시되어 왔다.

오늘날에는 진단이나 치료효과의 평가에 간접법이 자주 이용된다. 가정에서의 자기혈압측정도 진찰시에 측정되는 수시 혈압치에 비하면 안정적이고 임상적으로 유용성이 높다고 평가되고 있다. 수면 중 측정시에는 자동측정법이 유리하다. 현재 사용되는 간접법에 의한 자동측정법은 사용하는 기계도 소형이고 가벼워져 고령자라도 적은 부담으로 시행할 수 있게 되었다. 또, 실측된 값의 신빙성에 대해서는 진동법의 성질상 반드시 만족할 수 있는 것은 아니라고 해도 재현성에 대해서는 문제가 없다.

이렇게 여러 가지 방법으로 하루 혈압을 측정해 보면 혈압이 매우 크게 변동하고 있다는 것을 알 수 있다. 이들의 자연적인 변동 중에서 그 사람의 혈압을 대표하는 한 개의 값을 정하는 일은 매우 어렵다. 통상 하루 심박수는 대략 10만 번 정도이므로 하루당 10만 개의 혈압치가 있는 셈이다. 의사가 그럴싸하게 "당신의 혈압은 128/80입니다"라고 한다면 환자도 그렇게 생각해야겠지만 그것은 어느 한 순간의 혈압치에 불과하다. 이러한 혈압의 24시간 변동은 일상생활에서 여러 가지 행동에 따라 생기며 이것을 일내(日內)변동이라고 한다.

일내변동이 매우 큰 사람도 있고 작은 사람도 있는데, 각기 다르다는 점에서 이 변동의 상황을 평가하는 다양한 방법이 생겼다. 가장 단순하고 알기 쉬운 것이 202쪽에 있는 혈압치의 도수빈도표(혈압 히스토그램, 그림 7-9)이다. 이것으로, 각 사람의 혈압패턴의 특징을 한눈에 알 수 있으며 치료효과도 일내변동과 겸해서 평가할 수 있다.

고혈압 환자에 대해 특히 중요한 것은 어떤 환자의 예후가 나쁘고(고리스크), 어떤 환자의 예후가 좋은지(저리스크)를 정확하게 아는 것인데 단 한번 측정한 값으로 이를 판단할 수는 없다. 따라서 보다 많은 정보를 바탕으로 예후를 평가하는 편이 판단시 실수가 적어질 것이다. 이제까지의 연구에서는 24시간 혈압치의 평균값이나 가정에서의 자기측정값이, 진찰실에서 측정되는 수시 혈압치에 비해서 장기장애의 표현인 좌심실비대와 많은 상관관계가 있음이 밝혀졌다. 이런 의미에서 진찰실에서의 수시 혈압측정(의사의 혈압측정)의 평가는 낮다고 할 수 있다. 일반적으로, 혈압의 일내변동에서는 혈압이 낮에는 높고 야간 수면중에는 저하되는 두 가지 형태의 변동을 보인다. 이러한 변동 패턴을 '凹형(dipper)', 수면중 혈압이 저하되지 않는 패턴을 '비凹형(non-dipper)'이라고 하며, 비요형은 예후불량의 징후로 간주된다.

혈압은 변동하는 것이며, 변동에는 급속한 것에서 완만한 것 그리고 큰 변동에서 작은 변동까지 다양하지만 이들은 어떤 범위 안에서만 가능하도록 여러 가지 작용에 의해 조절되고 있다.

행동과 혈압

사람은 행동에 따라 다른 혈압반응을 보인다. 24시간 혈압측정이나 심박수의 변화를 일상생활에서의 행동과의 대비로 조사할 수 있는데, 이 결과를 보면 혈압에는 계층구조가 존재한다. 즉, 가장 안정되어 있고 비교적 변하지 않는 수면이나 안정 상태부터 반복적으로 하고 있는 일이나 운동은 그 활동상태의 정도에 따라 혈압변동의 크기도 대략 정해져 있다. 가장 변하기 쉽고 동요의 폭이 큰 것은 움직이거나 가만히 있을 때의 변동으로 이들은 계층구조의 상위에 위치한다. 고혈압인 사람은 기본 혈압이 높은데다가 보다 크게 변동하는 구성요소가 겹쳐져 있다.

조압(調壓)에 변조가 생기면 수면중이라도 큰 동요를 보이게 된다. 렘수면(취침 중 급속하게 안구가 움직이는 현상)에서는 조압기능이 정상일 때 혈압이나 심박의 변동은 별로 눈에 띄지 않지만, 조압기능이 저하되면 현저한 혈압의 동요를 보이게 된다. 깨어 있을 때는 전화, 토론, 연설, 가무, 스포츠관람 등에서 정서가 고양되어 혈압의 상승이 현저해 지고 이러한 상황하에서 심근경색이나 뇌혈관 장애가 나타나게 된다. 성교 중의 혈압도 사람에 따라서는 눈에 띄게 상승하는 경우가 있다. 그밖에 문제가 되는 것은 백의성 고혈압으로 진찰시에는 현저한 고혈압 상태가 되지만 그외의 상황에서는 정상이다. 일반적으로 의사보다 간호사, 간호사보다는 자동측정 쪽이 수치가 낮아진다. 입원중에는 주치의 외의 의사가 측정했을 경우 측정치가 높게 나온다는 것도 주지의 사실이다.

운동과 혈압

혈압은 안정시에 측정하는 것이 보통이지만 일상생활 중에라도 측정할 수 있다. 동적인 활동상태의 혈압도 진단이나 치료효과의 평가에 사용되고 있다. 가장 빈번하게 하고 있는 것은 운동 부하시험 중의 측정이다. 현재 자전거나 트레드밀(treadmill)을 사용한 운동중 혈압측정은 자동혈압계로 하고 있다. 운동 부하시험은 흉통의 감별진단, 치료효과, 심 기능, 지구력(체력), 예후의 평가 등을 목적으로 행해지는데, 그때 심전도 기록과 마찬가지로 연속해서 혈압이 모니터 된다.

혈압이나 심박수는 운동의 종류나 강도에 따라 변한다. 운동은 일반적으로, 근육이 신축하는 러닝, 조깅, 수영, 자전거나 노 젓기 운동 등의 동적운동(발생하는 장력이 변하지 않으므로 등장력성 운동이라고도 한다)과 근육은 신축하지 않으나 근육에 힘이 가해져 큰 장력이 생기는 근력 트레이닝과 같은 정적운동(근육의 길이가 변하지 않으므로 등장성운동이라고 한다)으로 구별된다. 둘 다 운동의 강도에 따라 혈압과 심박수가 증가한다. 그러나 특히 후자의 운동에서는 혈압의 상승이 보다 현저하다는 점에서 심장의 펌프기능이 저하된 심질환이나 고혈압 환자에게는 권하지 않는다.

운동에 의한 혈압상승의 반응에는 혈압이 정상인 사람들에 대해 요구되는 기준 값이 알려져 있고 이 범위를 벗어나는 혈압 반응을 이상이라고 간주한다. 예를 들면 고혈압 환자는 이 범위를 넘어 혈압이 높아지는 것에 대해 펌프부전인 환자에게는 혈압이 운동 강도에 비례해서 상승하지 않고 오히려 운동중에 내려갈 때 매우 위험한 사태로 판단한다.

고혈압 환자에게 운동중 과도한 혈압 상승이 어떤 의미를 갖는가에 관해서는 최근 점차로 분명히 밝혀지고 있는데, 약물요법을 실시하고 있지 않는 상태에서 운동중 수축기압이 200mmHg를 넘는 환자들에게서는 5년 이내에 심비대가 진행된다고 알려져 있다.

이러한 검사중의 혈압 상승에 비해서 실생활에서는 정서나 정적인 상태와 동적인 상태의 영향이 더해지므로 생각치 못한 과잉 혈압반응이 생긴다. 예를 들면 소방대원이 화재 현장에서 구조나 소화 활동을 하고 있을 때는 운동량을 훨씬 초월하는 혈압상승이 생기게 된다는 식이다.

안정과 혈압

혈압측정은 안정상태에서 실시된다. 일반적으로는 측정 전에 적어도 5분의 안정을 취하도록 권장하고 있다. 그러면 실제 어느 정도의 안정을 취해야 혈압이 안정되는 것일까? 스물두 명의 미치료

경증 고혈압 환자에 대해 자동혈압계로 위를 보고 누운 안정된 자세에서 2분마다 연속해서 30분간 측정된 값을 살펴보면, 전반 10분 동안은 별로 차이가 없었다. 이것은 5분의 안정으로는 혈압이 안정되지 않으며 20분 이후는 그 이상으로 변하지 않는다는 것을 보여준다.

그래서 연속측정치를 전반 10분과 후반 10분으로 나누어서 각각 5회 값의 평균치에 대해 의사가 진찰실에서 측정한 수시혈압치와 비교하니, 모든 수치가 수시혈압치보다 분명히 낮았다(수축기압이 약 20mmHg, 확장기압은 약 10mmHg). 또 약간의 차이기는 했으나 전반보다 후반의 혈압치가 조금 낮았다(수축기압, 확장기압 모두 약 2mmHg). 게다가 후반 10분의 값을 24시간 측정치의 다양한 시간대의 값과 비교하니 오후 7시부터 취침시와 24시간 평균치 값이 비슷했고, 특히 24시간의 평균 혈압치와는 높은 상관관계가 있음을 보여주었다.

이를 종합해 보면 이제까지 여러 곳에서 권하는 5분간 안정을 취하는 것만으로는 혈압치가 충분히 안정되지 않음을 알 수 있다. 적어도 10분의 안정이 필요한 것이다. 또 고혈압이 지속되면 심장에 비대가 생기게 되는데, 이 비대의 정도는 의사가 측정하는 진찰실에서의 수시혈압과는 상관이 거의 없고, 24시간 혈압의 측정 평균치 또는 가정에서의 자기측정치와 높은 상관관계가 있음이 밝혀졌다. 우리 연구팀도 심비대와 20분 안정시의 혈압치는 상관관계가 높다는 연구결과를 얻었다.

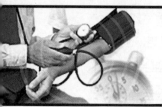

제9장 | **혈압은 왜 높아질까**

고혈압의 시작

스테판 헤일스가 1733년에 최초로 혈압을 측정한 이후에 고혈압과 건강장애와의 연결이 언제부터 시작된 것인지는 확실하지 않다. 고혈압 자체가 질병이라는 생각이 먼저 있었던 것이 아니라 오히려 처음에는 부종이나 신염과의 관계에서 고혈압은 신질환이나 심질환과 연관성이 있는 것으로 여겨졌다(Richard Bright, 1827; Ludwig Traube, 1856).

그 후, 특히 고혈압이 주목되게 된 것은 단백뇨 등의 신기능 장애(신장염)가 시작되기 이전에 먼저 혈압(수축기압)이 높아져 있다는 것이 알려지면서부터이다. 그 당시는 현재 사용되고 있는 것 같은 혈압계가 없었으므로 혈압이라고 하면 최고혈압(수축기압)을 의미했다.

신장염이 단백뇨, 신염, 고혈압이 특징인 것에 대해 혈압상승만의 임상현상이 구별된다. 이에 대해 hyperpiesia라는 술어를 도입한 것이 알버트(Albutt, 1896)였고, 이 표현은 프랭크(Frank)에 의해 본태성 고혈압(essential hypertension)이라는 명칭으로 대체되었다.

영어의 essential은 독일어의 essentiell에서 온 것인데, idiopathic(특발성) 또는 cause unknown(원인불명)을 의미한다. 그 후에 primary hypertension(1차성 또는 원발성 고혈압)이라는 표현도 널리 사용되게 되었다.

일반의 임상에서는 이렇게 분명한 원인을 특정지을 수 없는 본태성 고혈압이 대부분이며(95% 이상), 그외에 어떤 원인에 의해 혈압이 높아지는 것을 2차성 또는 속발성(secondary) 고혈압이라고 하여 구별하고 있다. 치료는 전자는 대증요법이고 후자는 원인요법을 기본으로 하고 있다.

리바로치나 코로트코프에 의해 근대적인 혈압측정장치가 개발되기 이전에 이미 이런 것이 알려져 있었는데, 혈압계가 가져온 새로운 정보는 확장기의 혈압치이다. 근대적인 혈압측정법에 의해 수축기압과 확장기압이 구별되면서 그들 중 어느 하나가 고혈압의 병태에 깊게 관련되는지가 문제시되었다.

오슬러(Osler)의 『고전적 내과서』 제6판(1905년)에는 새로운 혈압측정장치를 소개하고 있다. 1925년의 제10판에서는 정상혈압을 120~130mmHg로 하고, 연령이 50세 이상일 경우에는 130~150mmHg을 정상범위로 하고 있다.

또 세실(Cecil)의 『내과서』 제1판(1927년)에서는 고혈압에 관해서 다음과 같이 기록되어 있다. '혈압이 분명히 높아져 있고 수축기압이 250mmHg를 넘는 경우는 드물지 않다. 수축기압보다도 확장기압이 중요하다. 확장기압이 높아지면 동맥이 굳어져, 탄성을 잃게 되어 효율이 저하되므로 심장에 대한 부담이 더 커진다. 따라서 예후를 평가할 때는 수축기압보다도 확장기압이 낮은 쪽이 심부전이나 뇌졸중의 발생률을 낮춤을 알아야 한다.'

이러한 소위 권위가 있는 견해에는 오늘날에 말하는 근거가 있었던 것은 아니다. 근거로는 수축기압과 사망률의 관련이 미국의 생명보험회사의 연구(1943년)에 의해 이미 밝혀졌는데도 불구하고, 세실의 『내과서』 제9판(1955년)에서는 다음과 같이 평균혈압의 중요성이 강조되고 있다. '생리학적으로 중요한 혈압은 평균혈압이다. 이것은 일반적으로 수축기압보다 확장기압에 가까우며, 확장기압은 수축기압보다도 임상적으로 훨씬 중요하다.'

이렇게 어떤 혈압이 보다 중요한가에 대해서는 명확한 결론을 얻지 못한 채 고혈압의 약물요법 시대로 들어가게 되었다. 바킬(Vakil, 1949)은 최초로 라올피아 셀펜치나의 유효성을 보고했다. 바킬은 앞에서 말한 의견의 불일치와는 관계없이 고혈압을 수축기압 160mmHg 이상 확장기압 95mmHg 이상으로 하고, 라올피아 셀펜치나는 두 값을 모두 저하시킨다는 것을 밝혔다.

그 후에 본태성 고혈압의 진단, 평가, 치료에 관한 통일된 견해가 1977년에 미국의 국립합동위원회(Joint National Committee : JNC)에서 나왔다. 그 중에서 수축기압과 확장기압의 상대적인 중요성에 대해서는 다음과 같은 견해가 씌어져 있다. '모든 연령층에 대해서 수축기압의 상승이 높은 위험으로 이어진다고 하는 역학적인 데이터가 있다고 해도 수축기압에 대한 치료효과는 불명확하므로, 본 위원회에서는 고혈압의 기준으로서 확장기압을 선택했다.

만약 수축기압과 확장기압 모두를 기준으로 해서 이 가이드라인에 채용하면 권고가 매우 복잡해지지 않을 수 없다.'

일본에서는 예전부터 수축기압을 중시하는 사고가 지배적이었지만 이러한 미국에서의 권고안이 나온 후부터는 진단, 예후평가, 그리고 치료에 있어서 확장기압을 중시하게 되었다. 그 후 많은 대규모 역학연구(주로 해외에서)에서 수축기압의 중요성이 확립되어 현재에 이르고 있다. 이러한 것은 혈압치에만 한정된 것은 아니다. 현재 일본 동맥경화학회가 혈장콜레스테롤 치에 관해 기준치를 가끔 변경하고 있는 것과도 관련되어 있지만, 의학의 정보가 일기예보처럼 변한다는 것은 바람직하지 않다. 더 정확한 역학정보가 있다면 이런 일은 피할 수 있을 것이다.

그러나 실제로 일본에서는 그러한 연구가 매우 어려웠다는 것도 사실이며 또 부득이 한 일이기도 했다. 고혈압이나 고지혈증은 흡연, 비만, 당대사 이상 등의 소위 위험인자와 함께 심 비대, 동맥경화, 단백뇨 등 장기 장애가 생기는 전단계로서의 전 임상상태를 초래하며, 계속해서 심근경색, 뇌혈관 장애, 신부전 등의 종말 임상상태로 진전하여 죽음이라는 것으로 생명활동에 결정타를 가하게 된다. 이러한 질병은 구미인들에게는 매우 급속하게 진행된다. 5년 정도 경과하면 치료의 효과에 대해 결과를 낼 수 있는데 일본의 경우에는 아마도 10년 또는 그 이상의 관찰이 필요하다고 생각되며, 그러한 연구는 사실상 성립되지 않는다. 이러한 연구상의 엄격한 제약 때문에 일본에는 판단의 기준이 되는 독자적인 데이터가 없고, 대부분이 구미의 데이터에서 판단의 기준을 구하고 있는 실정이다.

그러나 고혈압이 어느 정도 진행된 상태에서 치료의 유용성은 명백하다. 이것에 관해서도 일본에는 증거가 되는 대규모 연구는 존재하지 않으나 역학적으로 뇌혈관 장애가 현저하게 감소되었다는 점에서 보더라도 의심의 여지는 없다. 만약 중등증 이상의 고혈압에 적절한 치료를 하지 않으면 그 예후는 비참한 것이며, 그 전형적인 예로 들고 있는 것이 제2차 세계대전 중에 서거한 미국의 루스벨트 대통령임은 프롤로그에서 설명한 바 있다.

본태성 고혈압

앞에서도 다룬 바 있지만 고혈압이라는 질환의 개념이 처음부터 있었던 것이 아니라 신장에 병이 생겼을 때 혈압이 높았다는 이상태가 동반된다는 것에서 고혈압이 주목되었고, 후에 원인으로서 신질환과는 직접 관계가 없는 고혈압의 존재가 알려지게 되어서 본태성 또는 원발성이라는 표현이 사용되게 되었다.

본태성의 의미는 '근원적인' 또는 '본래적인'이며, 혈압이 높으면 그 자체가 질병의 본태(本態)라는 것이 된다. 웹스터 사전에 의하면, 의학적으로는 '분명한 원인이 없을 경우에 사용된다'고 되어 있고, 특발성(idiopathic) 또는 원인불명(cause unknown)에 해당하는데, essential에는 '절대적으로 필요한'이라는 의미가 있다. 그 배경에는 원래 고혈압이 신질환에 동반되는 것이, 신장의 혈류를 유지하기 위해 고혈압이 필수 현상이라는 생각을 바탕으로 하고 있다.

본태성 고혈압의 본태는 아직 불명확하지만 현재에는 본태에 가까이 가는 많은 요인들이 제시되고 있으며, 또 그들 상호간의 관련성에 대해서도 점차로 해명되고 있으므로, 그 이해는 이전에 비하면 조금 쉬워졌다. 그러나 그렇다고는 해도 자연과학처럼 지식이 늘어감에 따라 그 이상으로 불명확한 점이 많아지므로 본태는 알 수 없다는, 즉 만화경에 비유된다. 들여다보면 들여다볼수록 시야가 무한으로 넓어진다는 것과 보는 방법을 바꾸면 풍경이 완전히 달라진다는 의미에서 공통점이 많다고 하겠다.

페이지의 모자이크설

페이지(Page)는 1949년에 고혈압의 발증에 관한 논문을 미국 의학회잡지(JAMA)에 발표했는데 그 속에 나중에 주목받게 된 모자이크설이 기술되어 있다.

그 골자는 본태성 고혈압의 발증은 단일한 원인에 의한 것이 아니라 많은 원인의 상호작용에 의해 생기는데, 그 양태는 정적으로 고정된 것이 아니라 만화경에 비교했듯이 각도를 바꿈에 따라 다른 조합 상황이 생겨 다른 풍경이 된다는 것이다. 모자이크설이라는 것은 분석적이라기보다는 기술적인 용어이다.

이 설이 최초로 제안되었을 때 여덟 개의 요인을 들고 있다는 점에서 페이지의 8각형설(octagon설)이라고 했는데, 그 후 구성요

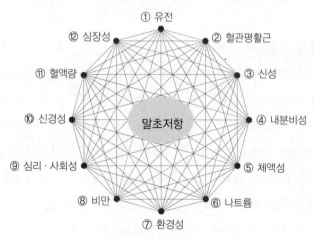

① 유전
⑫ 심장성
② 혈관평활근
⑪ 혈액량
③ 신성
⑩ 신경성
말초저항
④ 내분비성
⑨ 심리·사회성
⑤ 체액성
⑧ 비만
⑥ 나트륨
⑦ 환경성

그림 9-1 고혈압의 발증원인(페이지의 모자이크설, 1987)

인을 열두 개로 한 12각형설(dodecagon설)이 제시되었다(그림 9-1).
실제로는 기본이 되는 요인 자체에도 각각을 규정하는 다양한 인
자가 다수 존재한다는 점에서 하늘에 가득한 별들이 시선을 집중
하면 집중할수록 더 많아 보이는 현상과 비슷하여 마치 만화경의
세계와 같다고 하겠다.

병태 생리학적으로 본 발증

이제까지 설명한 순환의 생리학적 기초 지식과 20세기 말까지
밝혀진 세포레벨이나 분자생물학적인 레벨에서의 정보를 받아들
이면서 혈압이 높아지는 원인을 찾아보자.

혈압은 생리학적으로는 단순히 심박출량과 전 말초(末梢)저항의

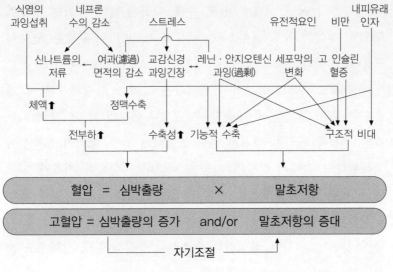

식염의   네프론
과잉섭취   수의 감소   스트레스   유전적요인 비만 내피유래
                                                                      인자

신나트륨의 → 여과(濾過)   교감신경   레닌·안지오텐신 세포막의 고 인슐린
  저류   면적의 감소 과잉긴장 ↔   과잉(過剰)   변화   혈증

체액↑   정맥수축   구조적 비대

전부하↑   수축성↑ 기능적 수축

혈압 = 심박출량   ×   말초저항

고혈압 = 심박출량의 증가   and/or   말초저항의 증대

└─────── 자기조절 ───────┘

그림 9-2 고혈압의 발증(카플란의 모델)

곱으로 표시되며, 이 관계는 신체 전체 또는 개개의 장기나 조직
내의 자기조절능력의 범위에서 그 항상성이 일정하게 유지되도록
되어 있다. 그러나 어떤 원인에 의해 어느 쪽이든 한 쪽이나 양쪽
이 증대하면 혈압은 높아진다.(그림 9-2)

 우선 심박출량에 주목해 보자. 심박출량(CO)은 1분간 심장에서
박출되는 혈액량으로 리터/분(l/min)로 나타내는데, 이것은 1회
박출량(SV:ml/박)과 심박수(HR:박/분)의 곱으로 표시된다.

 $CO = SV \times HR$

SV는 심장이 수축하기 직전에 심실 내에 들어가 있는 혈액량에
의해 정해지며, 이것을 전부하(前負荷)라고 한다. 많이 들어 있을수

록 심실은 늘어난 상태에 있고, 수축 직전에 늘어나 있는 정도가 클수록 심실의 수축성(수축하는 속도와 강도)이 커져 많은 혈액이 구출(驅出)된다.

이것이 스타링(Staring)의 작용이라는 것이다. 심장의 기능이 좋을수록 보다 큰 신장에 대응할 수 있으나 심장의 기능이 저하되는 것의 반응에 제약이 생겨서 너무 늘어나게 되면, 오히려 수축성이 저하된다는 점에서 심장의 기능을 나타내는 중요한 지표가 되고 있다. 물론 정상 심장에도 한계가 있고 한도를 넘는 신장에 의해 심장의 수축성은 저하된다. 더 나아가 자율신경계의 교감신경 기능이 항진(亢進)되면, 좌심실의 수축성이 증강되며 또 심박수도 늘어나므로, SV 및 CO가 증대된다.

전부하는 체액량의 증가와 정맥계의 긴장항진에 의해 시장으로의 정맥혈의 관류(灌流)가 늘어남에 의해 증대한다. 체액의 증가는 식염의 과잉섭취와 태어나면서부터 신장의 기본단위인 네프론의 수가 적기 때문에 혈액정화의 면적이 작고 신장으로부터의 나트륨 배출이 저하되어 물이나 나트륨이 체내에 저장되는 것이 원인이 된다. 정맥의 긴장항진에 의한 수축은 교감신경계의 기능항진에 의해 생기는데 교감신경계의 활성화는 운동, 일, 기타 움직일 때와 가만히 있을 때의 변화 등 스트레스에 의해서도 증대된다.

말초저항의 항진은 세동맥의 내강을 좁게 하는 원인으로 생긴다. 세동맥의 내강은 혈관벽이 두꺼워지는 구조적인 비대와 혈관벽의 중간층에 있는 혈관평활근의 긴장항진에 의한 기능적인 수축에 의해 좁아져 혈류에 대한 저항이 높아진다. 이들 혈관의 기능이나 형태의 이상은 스트레스 등으로 발동되어 교감신경계의 기능항진, 신장에서 방출되는 승압(昇壓)에 관계되는 물질(레닌), 레닌 등에 의해 변환되어 생기며 강력한 승압작용을 발휘하는 안지오텐신 II, 유전적인 소인에 의한 혈관 평활근의 세포 자체의 반응성의 항진, 혈관내피세포의 기능의 이상, 비만에 의한 인슐린 저항성과 그것에 동반되는 고인슐린 혈증 그리고 혈관내피 유래(由來)의 인자 등이 원인이 된다. 이렇게 혈압이 높아지는 현상을 분석적으로 관찰해 보면, 원인은 다인자성이며 각 인자 상호의 작용을 포함해서 고혈압의 발증은 매우 복잡하기 때문에 단순한 해명은 바랄 수 없다.

그러나 이들을 정리하여 치료로의 접근을 포함한 고혈압의 발증을 모식적으로 나타내면 앞에서 나온 그림(112쪽, 5-2)과 같이 된다. 즉, 기본이 되는 순환조절 작용이 중심에 있고, 이것에 대해 유전적 요인과 환경요인이 혈압을 높이는 방향으로 조절 기구를 변조한다. 이때 환경요인에 대해 유전적인 요인이 깊이 관련되어 있다. 환경요인에는 비만, 식염섭취, 운동부족, 과도한 알코올 섭취, 스트레스가 포함된다. 소위 환경요인은 생활습관과 관계되는 생활상의 행동으로 고혈압이 생활습관병의 하나라고 말해지는 이유이기도 하다.

본태성 고혈압의 본태가 불명확함은 이미 말했지만, 최근 화제가 되고 있는 '죽음의 4중주'는 고혈압, 비만, 내당능장애 그리고 고중성지방혈증으로 구성되는 증후군이며, 이것은 동맥경화증, 특히 관상동맥의 경화로 생기는 심근경색의 발증과 관련이 깊다는 점에서 관심이 집중되고 있다. 이 배경에 있는 것이 고인슐린혈증 또는 인슐린 저항성상태이다. 비만에는 사과형(상복부 비만)과 배형(둔부비만)이 있다. 사과형은 남성들에게 많으며 배형은 여성들에게

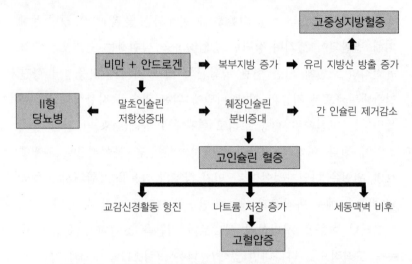

그림 9-3 상체비만과 고인슐린혈증의 관계 및 혈압이 높아지는 원인

많은 형태의 비만인데, 죽음의 4중주와 관계가 있는 것은 사과형 비만이다. 비만의 정도는 허리둘레(waist, W)와 엉덩이 둘레(hip, H)의 비(W:H)로 나타내며, 0.85 이상을 비만으로 간주한다.

그림 9-3에서와 같이 이런 비만과 남성 호르몬의 작용에 의해 상복부의 지방 침착이 늘어, 이 지방의 분해는 혈중의 유리지방산의 농도를 높여 고중성지방혈증을 초래한다. 한편, 비만과 남성호르몬은 세포막에서의 인슐린 감수성을 저하시켜 당의 흡수에 장애를 일으키므로 II형의 당뇨병이 되는데(인슐린 저항성), 그것과 함께 췌장으로부터의 인슐린 분비가 항진되어 혈중의 인슐린 레벨은 높아진다. 또 유리지방산의 상승은 간장에서의 인슐린 제거를 저해하므로 이것에 의해서도 고인슐린혈증이 조장된다.

이렇게 해서 생긴 고인슐린혈증은, ①그 자체로 교감신경기능을 항진시키고, ②나트륨의 저장을 촉진시키며, ③세동맥 벽의 비후를 초래함으로써 혈압을 높인다. 본태성 고혈압 중에는 이러한 병태생리학적인 특징을 보이는 것이 있으며, 이 경우에는 치료보다 질병의 본태에 다가가려는 시도를 해야 할 것이다.

유전적 요인

고혈압의 발증에 유전적인 요인이 역할을 한다는 것은 의심할 여지가 없다. 고혈압이 가족성에 의해 발증됨은 잘 알려져 있고, 20~39세의 남성에게서는 한 쪽 부모가 고혈압이면 2.5배, 부모님 모두가 고혈압일 경우에는 그 발증 빈도가 3.8배 높아진다고 한다. 그러나 어떤 유전형식인가에 대해서는 과거에도 많은 논쟁이 있었으나 결론은 얻지 못했다.

이것에 관해서는 ①질병의 원인이 불명확하고, ②발증에 관련된 마커 유전자(지표가 되는 유전자)의 위치가 완전하게 결정되지 않았다. ③유전자의 이상과 기능적인 장애와의 관계가 분명하지 않다는 점에서 현시점에서 본태성 고혈압의 유전적인 요인을 정확하게 말할 수는 없다.

본태성 고혈압을 특징짓는 마커유전자로는 이제까지 레닌·안지오텐신·알도스테론계, 나트륨 상피 채널(신장나트륨 수송계), 카테콜아민·아드레날린기능, 신장 칼리크레인계, 알파·아도우신, 호르몬 수용체, 성장인자 등으로 이에 대해 연구되고 있으며, 혈압변동에 관해서 많은 정보가 있으나, 앞으로 이들의 기능 이상과 고혈압을 연결하는 병태생리학적인 증거를 확보하는 연구가 더 필요하다.

본태성 고혈압의 발증원인은 모자이크설로 대표되듯이 매우 복잡하다는 점에서 이들 마커 유전자와 환경요인과의 관계 그리고 마커 유전자간의 상호작용이라는 문제도 포함해서 검토가 진행될 것이라고 생각된다. 또 유전자라고 하면 모두가 일정한 방향으로 운명지어져 있다고 생각하기 쉬운데, 실제로는 대략적인 틀이 정해진 것뿐으로 환경 등의 많은 요인이 발증의 요인으로 더 큰 작용을 한다는 것은 이미 설명한 대로이다.

|에필로그| 히포크라테스 의학으로의 회귀

토플러의 『제3의 물결』에서 보듯이 인류는 수천년에 걸쳐 정주해 왔다. 농경생활을 시작한 농업혁명 후에 보다 편리한 생활을 목표로 하는 산업혁명이 약 300회에 걸쳐 달성되었다. 그 후의 정보혁명이 단지 30년 만에 절정에 달했다고 하니 맹렬한 속도의 변화 과정에서 우리들은 무엇인가 중요한 것을 희생시켜 온 것은 아닐까? 유효성만을 극한까지 추구해 가는 과정에서 안전성을 등한시하게 되고 편리성만을 추구해서 윤리성이 희박해 지는 등 이제부터는 이들의 치우침을 시정하는 수정 작업이 필요하다고 생각된다.

여러분들은 앞으로의 의료에서 무엇을 요구하는가? 또 여러분의 생활 속에서 의료의 역할은 어떤 위치에 놓여 있는가? 일본은 세계에서도 최고로 장수하는 나라인데 이 이상 장수하기를 바라는 것일까? 수명에 한계가 있다면 아마 건강하고 활동적이며 또 생산적인 생활을 조금이라도 오래 계속하고 싶다는 것 그리고 건강하지 않고 비활동적이며 비생산적인 '사회의 짐'이 되는 시간을 가능한 한 단축시키기를 바라고 있는 것이라고 추측한다.

우리 의료진들은 이러한 사회적인 수요에 대해 이제까지의 지식이나 기술을 결집하여 보다 질 높은 의료를 공급할 수 있도록 단순히 의학적인 면뿐 아니라 심리적, 정서적, 사회적인 면에 걸친 포괄적이고 전인적인 전략을 전개해야만 하는 시점에 있다는 것을 충분히 인식하고 있다. 의료의 질은 공급자와 수요자의 상호노력에 의해 높아지는 것으로 받아들이는 쪽이 항상 수동적이어서는 결코 좋은 의료는 탄생되지 못한다. 그러한 의미에서 본서에서는 '고혈압'이라는 가장 많은 방면에서의 공통된 건강장애를 다루어, 고혈압과 함께 살아갈 때 어떤 삶의 방식을 선택할 것인가, 그 중에서 어떤 의료의 선택을 할 것인가를 그것에 의해 의료가 보다 좋은 방면으로 질을 높여가면서 변혁되어 가는 것을 바라며 해설을 시도했다.

그러면 우리들 의료진들은 어떤 입장을 취하면 좋을까? 의료의 원점을 거슬러 올라가 보면 히포크라테스의 의학에 회귀된다.

기원전 5세기에 긴 시간을 걸쳐 발달한 그리스 의학의 정점(頂点)에서, 이것을 집약한 것이 히포크라테스이다. 『히포크라테스 전집』등은 히포크라테스 자신이 저술한 것이 아니라 코스 섬, 크니도스, 시칠리 섬 그리고 그밖의 지역의 저작을 합한 것으로서, 이 전집은 알렉산드리아의 대도서관에 기원전 4세기에 정리되었다고 한다. 따라서 어떤 논문이 히포크라테스 자신의 것인지는 알 수 없으나 오늘날에는 통상 전체를 히포크라테스학파의 저술로 간주하고 있다. 그 주제는 다음과 같이 요약된다.

①모든 것을 관찰할 것, ②병보다는 환자를 볼 것, ③진실을 바로 평가할 것, ④자연을 도울 것.

히포크라테스는 병을 철저하게 조사하는 것의 중요성을 강조하며 '관찰할 수 있다면 의술의 대부분은 완성되었다고 할 수 있다'고 말하고 있다. 또 의사에게 전문적으로 요구되는 것은 '모든 것을 우연에 맡겨서는 안 된다. 모순되는 관찰결과를 결합하여, 자기 자신에게 충분한 시간을 주라'라는 기술에 집약되어 있다. 머리로 상상하는 것이 아니라 또 실재하지 않는 것을 진찰했다고 하거나 예기하지 못한 것을 간과하는 일이 없도록 하라는 가르침은 어느 시대나 통용되는 경계(警戒)이다.

'각각의 나라의 자연, 식사, 습관, 환자의 연령, 언어, 태도, 관습, 침묵, 기호, 수면의 상태, 불면으로 고민하지는 않는가, 꿈의 내용과 그 원인 등 모든 것에 대해 관찰하라. 의사는 이들의 징후를 조사하고, 그것들이 암시하고 있는 것을 분석하지 않으면 안 된다 (A. S. 라이온즈, R. J. 페톨세리, 『의학의 역사』, 小川鼎三監 역, 일본 베링거 잉겔하임)'라는 말은 현대의 최신 의료에 가장 결핍되어 있는 것을 날카롭게 지적하는 가르침으로, 전체적으로 파악한다는 관점에서 보면 오늘날 '전인(全人)의료'라는 생각은 이 시대에 이미 확립되어 있었다고 할 수 있다.

『히포크라테스 전집』에는 40개 이상의 증례가 포함되어 있는데, 그 병력(病歷)은 상세하고 정확하고 개관적이며, 사실에 따라 충실하게 기술되어 있다. 그 일관된 생각은 자연에 대한 신뢰이며, 의사의 주된 역할은 체내의 자연력을 조화시키는 것으로 건강을 회복하는 데 적합한 상태를 만들어 내는 것이었다. '병에 관해서는 도와주는 것과 적어도 해를 끼치지는 않는다고 하는 두 가지의 습관을 들여라'라고 말하고 있다.

이렇게 히포크라테스 학파의 의료에 대한 사고방식이나 실시의 기본적인 태도는 현대의 고도로 진보된 의학이나 의료에서 요구되는 것을 남김없이 보여주고 있다. 물론, 히포크라테스학파의 의학이나 의료에서 빠져 있는 점을 지적하기는 쉬우나 시대의 배경을 생각한다면 당연한 것이며 오히려 그 속에서 배워야만 될 것이 많이 나왔다는 점을 솔직히 받아들여야 할 것이다.

모든 의사가 히포크라테스학파의 생각을 이어간다면 의사는 사물을 객관적으로 관찰하고, 존경받을 생각을 버리고, 환경을 포함한 전인의료가 실천되어 그것에 의해 병으로 아파하는 사람들의 버팀목이 되는 의료로 바뀌어 갈 수 있을 것이다. '의사는 필요로 하는 치료를 하는 것뿐 아니라 환자나 그에 딸린 사람들에 대해, 또 환자의 외부에 있는 사건들에 대해서도 고려하는 마음이 필요하다'고 하는 경고에 지금이야말로 모든 의사들이 진지하게 귀기울이고 진료태도를 바꾸어가야 할 것이다. 의사가 환자의 상태에 대해 편견이 없는 관찰을 하고, 과거의 실적을 정당하게 평가하여, 환자의 행복에 관심을 기울이고 치료를 한다면 어떠한 학설, 학파 또는 교의를 신봉하든지 환자에게는 이익이 된다고 하는 가르침을 이해할 수 있다.

20세기의 의학은 자연과학으로서 인류사상 전례를 찾아볼 수 없는 커다란 발전을 이루었다. 그 위치는 코스 섬의 히포크라테스학파에 의한 전인의료로서의 의학의 확립 그리고 르네상스 이후 17세기에 이르는 진보된 자연과학으로서의 그리스의학으로 회귀에 이어지는 위대한 발전으로 생각할 수 있다. 그러나 그 과정에서 지체된 것이 인간성의 복권이다. 휴머니즘으로의 회귀가 요구되고 있는 오늘 날 의학적으로도 윤리적으로도 다시 코스 섬의 의성(醫聖) 히포크라테스의 사상으로 회귀할 필요가 있다고 생각한다.

나는 이제까지 40년간 의료의 현장에서 커다란 변혁을 실제로 경험해 왔다. 단순히 순환기 병이라는 한 가지 전문분야에서만 보더라도 1960년 이후 오늘에 이르는 변화는 너무나 경이적이다. 내게 남겨진 시간은 그다지 길지는 않으나 그렇다 하더라도 이 후의 변화는 지난 40년 동안의 변화를 넘는 것이 아니라고 생각한다.

실제로 고혈압에 한정해서 살펴보더라도, 본문 중에서 반복해서 설명했듯이 진단이나 치료에 이 이상의 진보를 바란다는 것이 첫 번째 목적이 아니라고 생각한다. 물론 자연과학인 의학으로서의 입장에서 보면 아직도 해명되어야 할 수수께끼가 무한하게 존재하며 결코 앞을 내다볼 수는 없으나, 의료에 관해서는 그 내용을 부풀려 보다 질을 높여 가는 것이 진단이나 치료의 지식이나 기술을 높이는 이상으로 중요한 것이라고 생각한다.

나는 1960년에 의학부를 졸업하고, 1년간의 인턴생활을 거쳐 의사면허를 취득했고, 순환기를 전문으로 하는 대학의 연구실에서 대학원생으로서 근무했다. 거기에서 4년의 대학원생활을 포함하여 10년간, 소위 고전적인 순환기병학을 배웠다. 그 후 학원분쟁에 휩싸여 내과를 그만두고 같은 대학의 생리학교실로 배치해 달라고 해서 거기서부터 미국 코넬대학의 신경내과에서 3년간 유학생활을 했다. 유학한 곳에서는 고혈압의 실험적인 연구를 했으며, 매우 충실한 연구생활을 했는데, 임상의학으로 복귀하고 싶은 생각을 끊을 수가 없어서 곧 귀국했다. 그러나 바로 임상에 복귀할 수 없어 2년 정도 생리학 교실에 있었다.

그때 마침 히노하라(日野原重明) 선생님을 만나, 선생님께서 설립하신 재단법인 라이프플래닝센터로 1975년에 옮겼다. 그 이후, 히노하라 선생님의 지도를 받으며 라이프플래닝을 지향하는 새로운 의료의 현장을 배우며, 오늘에 이르고 있다. 그 동안, 1986년부터 15년간, 데쿄(帝京)대학 의학부 제3내과에서 순환기 내과를 담당했고, 의료의 최전선에서 최신의 의료를 실천해 왔다. 그래서 작년 정년퇴직을 하면서 다시 라이프플래닝센터로 돌아왔다. 현재는 노인의료의 새로운 방향성을 모색하면서 사회적인 연결 속에서 진료, 연구 그리고 교육에 종사하고 있다.

되돌아보면, 과거 40년 동안에 20세기 후반에서의 의학의 경이적인 변동의 소용돌이에 휩싸여 여러 가지 경험을 쌓을 수 있었다는 것은 커다란 행운이었다고 생각한다. 이러한 배경에서 전부터 의사 지향형이 아니라 환자지향형의 진료에 대해 고혈압을 테마로 해서 정리해 보고 싶었다. 새로운 세기에서 의료의 전개에는 환자의 참여가 필수라고 생각한다. 그러기 위해서는 의료의 투명성, 정보의 공유화 그리고 밀접한 커뮤니케이션이 필요하다. 그러한 의도를 독자 여러분들에게 조금이라도 전달할 수 있었기를 바란다.

최근 몇 년간, 일본 의학계는 '근거를 바탕으로 하는 의료(evidence based medicine:EBM)'가 자리잡고 있다. 그러나 고혈압의 진료에 관해서 일본에는 증거가 될 만한 연구가 부족하므로 매우 유감스럽게 생각한다. 그에 대해 요즘 그것을 보충하는 '이야기를 바탕으로 하는 의료(narrative based medicine)'가 중시된 것은 의료의 질을 높이는 데 있어서 바람직한 경향이라고 생각된다. 의사 측의 이야기와 환자 측의 이야기가 상호 융합되는 것이 미래 의료의 도달목표라고 생각한다.

의사의 말은 일본어로 환자들에게 전해지더라도, 그것이 대부분 통용되지 않는다고 종종 말해지는데, 본서의 작성에 있어서도 NHK출판사의 이케가미(池上晴之) 씨와 반복해서 이야기를 나눈 결과 역시 자기의 말이 의도하는 바대로는 전해지지 않는다는 사실을 몸소 체험했다. 본서의 대부분이 이케가미 씨의 지적에 의해 보다 독자들에게 잘 전달될 수 있게 고쳤는데 그래도 아직 충분하지는 않다고 생각한다. 일상의 의료행위에서도 간호사의 통역이 없으면 환자들에게 의도하는 바가 전해지지 않는다고 한다면 직접 '이야기'가 통할 수 있는 노력을 우리들 의사 쪽에서 하지 않으면 안 된다고 반성하고 있다.

이 책을 출판할 기회를 주신 NHK출판사와, 이케가미 씨 및 구로시마 씨의 협력에 감사를 드린다.

2002년 1월에 도바 노부타카

찾/아/보/기

ㄱ

간헐성 파행 · · · · · · · · · · · · · · · · 88, 95
갈색 세포종 · · · · · · · · · · · · · · · 95, 102
감량 · 116
강압 이뇨제 · · · · · · · · · · · · · · · · 138
강압요법 · · · · · · · · · · · · · · · · · · 153
강압제 · · · · · · · · · · · · · · · · · · · 138
감염 · 116
객관적 정보 · · · · · · · · · · · · · · · · · 83
건강 · 28
검사소견 · · · · · · · · · · · · · · · · · · · 96
경계 고혈압 · · · · · · · · · · · · · · · · · 75
고령자와 고혈압 · · · · · · · · · · · · · · 166
고인슐린혈증 · · · · · · · · · · · · · · · · 246
고혈압 긴급증 · · · · · · · · · · · · · · · 163
고혈압의 발증 · · · · · · · · · · · · · · · 241
구혈대 · · · · · · · · · · · · · · · · · · · 190
그레이드 분류 · · · · · · · · · · · · · · · · 76
근거를 제공하는 연구 · · · · · · · · · · · 113

ㄴ

높은 정상혈압 · · · · · · · · · · · · · · · · 75

ㅂ

백의성 고혈압 · · · · · · · · · · · · · · · · 77

ㅅ

사이아자이드 이뇨제 · · · · · · · · · · · 138
산술적 평균혈압 · · · · · · · · · · · · · · 223
상복부비만 · · · · · · · · · · · · · · · · · 90

생활습관 · · · · · · · · · · · · · · · · · · 33
생활습관검사 · · · · · · · · · · · · · · · · 39
생활습관개선 · · · · · · · · · · · · · · · 112
생활습관병 · · · · · · · · · · · · · · · · · 30
성교 · 122
성기능 · 88
석세스플 에이징 · · · · · · · · · · · · · · 167
성인병 · 30
세컨드 오피니언(이차진료소견서)
· 97
속발성 고혈압 · · · · · · · · · · · · · · · · 99
수면시 무호흡 · · · · · · · · · · · · · · · · 88
수은혈압계 · · · · · · · · · · · · · · · · · 186
수축기압 · · · · · · · · · · · · · · · · · · · 74
순환계 · · · · · · · · · · · · · · · · · · · 206
순환 혈액량 · · · · · · · · · · · · · · · · 213
스크리닝 · · · · · · · · · · · · · · · · · · · 76
스테이지(期) 분류 · · · · · · · · · · · · · · 75
스트레스 · · · · · · · · · · · · · · · · · · 121
시간치료 · · · · · · · · · · · · · · · · · · 154
시걸(Segall)법 · · · · · · · · · · · · · · · 183
신경성 고혈압 · · · · · · · · · · · · · · · 101
신성 고혈압 · · · · · · · · · · · · · · · · 105
신실질성 고혈압 · · · · · · · · · · · · · · 105
신체소견 · · · · · · · · · · · · · · · · · · · 89
신혈관성 고혈압 · · · · · · · · · · · · · · 100
심부전 · 26

ㅇ

아웃 컴 · · · · · · · · · · · · · · · · · · · 128
압 기울기 · · · · · · · · · · · · · · · 211, 221
아네로이드 혈압계 · · · · · · · · · · · · · 187
아벨 · 34

안저소견 · 91
안정과 혈압 · · · · · · · · · · · · · · · · · 234
안지오텐신 II 수용체 차단제 · · · · · · 148
안지오텐신 전환효소 억제제 · · · · · · 144
오실로메트릭법 · · · · · · · · · · · · · · · 199
외래의료 · 62
운동 · 119
운동부하시 혈압측정 · · · · · · · · · · · 200
위성 고혈압 · · · · · · · · · · · · · · · · · 161
원발성 알도스테론증 · · · · · · · · · · · 104
웨스트·힙 비 · · · · · · · · · · · · · · · · 116
유전적 요인 · · · · · · · · · · · · · · · · · 247
음주제한 · · · · · · · · · · · · · · · · · · · 118
이타구(耳朶溝) · · · · · · · · · · · · · · · 92
이코노미 클래스 증후군 · · · · · · · · · 220
인자분석 · 35

ㅈ

자기 혈압측정 · · · · · · · · · · · · · · · 203
자기효력 · · · · · · · · · · · · · · · · · · · 169
자세 · 191
적정혈압 · 74
정맥계 · 219
정상혈압 · 74
주관적정보 · · · · · · · · · · · · · · · · · · 83
죽음의 4중주 · · · · · · · · · · · · · · · · 245
중증도 · 79
지히드로필리진계 · · · · · · · · · · · · · 143
진단 · 82
진동법 · 199
진료기록 · 83
진 엔드포인트 · · · · · · · · · · · · · · · 124

ㅊ

촉진법 · 180

ㅋ

칼륨 보존성 이뇨제 · · · · · · · · · · · · 139
칼슘 길항제 · · · · · · · · · · · · · · · · · 143
커프 · 188
컴플라이언스 · · · · · · · · · · · · · · · · 154
케어 매니저 · · · · · · · · · · · · · · · · · · 54
코로트코프 법 · · · · · · · · · · · · · · · · 183
코로트코프음 · · · · · · · · · · · · · · · · 194
쿠싱 증후군 · · · · · · · · · · · · · · · · · 101
클리니컬 너스 스페셜리스트 · · · · · · · 67

ㅎ

행동과 혈압 · · · · · · · · · · · · · · · · · 232
혈관계의 구조와 기능 · · · · · · · · · · · 216
혈관성치매 · · · · · · · · · · · · · · · · · · 21
혈류속도 · · · · · · · · · · · · · · · · · · · 210
혈압 · 221
혈압계 · 186
혈압측정 · · · · · · · · · · · · · · · · · · · 178
혈압의 일내변동 · · · · · · · · · · · · · · 230
혈액의 순환 · · · · · · · · · · · · · · · · · 206
확장기압 · 74
환자가 참가하는 의료 · · · · · · · · · · · 68
흡연 · 121

기타

α메틸도파 · · · · · · · · · · · · · · · · · 151
α_1차단제 · · · · · · · · · · · · · · · · · · 142
ACE 억제제 · · · · · · · · · · · · · · · · · 144
AT II 수용체 차단제 · · · · · · · · · · · · 148
e-헬스 케어 · · · · · · · · · · · · · · · · · · 68
HR-QOL · · · · · · · · · · · · · · · · · · · 129
J형 현상 · 74
LPC식 생활습관 검사 · · · · · · · · · · · 40
QOL · 128

KOKETSUATSUWO SHIRU
© 2002, Nobutaka Doba
Originally published in Japan in 2002 by NHK PUBLISHING.
(Japan Broadcast publishing Co., Ltd.)
Korean translstion rights arranged through
TOHAN CORPORATION, TOKYO and BOOKCOSMOS., Seoul.

원서명 / 高血圧を知る

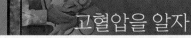
고혈압을 알자
| 건강한 삶을 위한 조건 |

도바 노부타카 지음 / 이인경 옮김

1판 1쇄 2003. 12. 10.

발행처 / 전원문화사
발행인 / 김철영
등록 / 1977. 5. 23. 제6-23호

157-033 서울시 강서구 등촌3동 684-1 에이스 테크노타워 203호
TEL : 02) 6735-2100~2 FAX : 02) 6735-2103

Copyright © 2003, Jeon-won Co.

값 10,000원

ISBN 89-333-0606-4 03510

＊잘못된 책은 바꾸어 드립니다.